BIBLIOTHÈQUE SCIENTIFIQUE CONTEMPORAINE

LES

MORPHINOMANES

LES

MORPHINOMANES

COMMENT ON DEVIENT MORPHINOMANE

LES PRÉDESTINÉS

ÉPHÉMÈRE VOLUPTÉ ET SUPPLICES DURABLES

DÉSORDRES PHYSIQUES ET TROUBLES DE L'INTELLIGENCE

MÉDECINE LÉGALE — TRAITEMENT

PAR

Le Docteur HENRI GUIMBAIL

Ancien interne des asiles d'aliénés
Médecin-adjoint de la maison de santé d'Ivry-sur-Seine

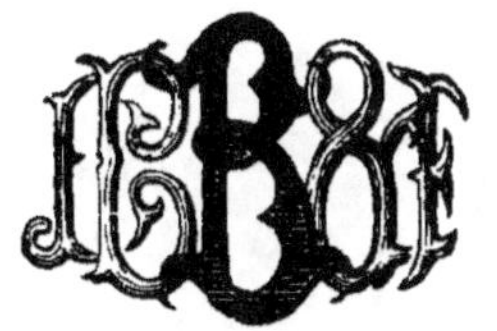

PARIS

LIBRAIRIE J.-B. BAILLIÈRE ET FILS

Rue Hautefeuille, 19, près du boulevard Saint-Germain

—

1891

PRÉFACE

A aucune époque, les poisons n'ont joué dans notre société, le rôle prépondérant qu'ils y tiennent à l'heure actuelle. Les exigences multiples de la civilisation, dans ses rapports avec l'industrie, mettent sans cesse l'homme en contact avec des substances nuisibles et délétères, dont l'action est plus ou moins funeste, plus ou moins dissolvante sur son organisme, suivant les voies par lesquelles elles pénètrent, et selon leur pouvoir toxique. Le phosphore ronge nos os ; le mercure, le sulfure de carbone, le plomb, paralysent nos nerfs et altèrent nos muscles. La vie des ouvriers est abrégée : mille malaises sont la conséquence de cet état de choses, contre lequel nous ne pouvons rien, puisqu'il constitue une conséquence implacable des progrès bienfaisants de la vie moderne.

Ce n'est pas tout : à ce surcroît de production industrielle, à cette suractivité dans le travail quotidien correspond une dépense de forces pour laquelle nous ne paraissons pas créés et qui exige de nous un déploiement d'énergie au-dessus de nos ressources.

Alors, plutôt que de faire faillite à nos devoirs, nous nous évertuons à trouver dans une série d'agents nouveaux, d'excitants artificiels, ce surcroît d'activité qui nous est imposé. Nous leur demandons de venir à notre aide, de secourir notre énergie défaillante, de titiller notre système nerveux, de remplacer vis-à-vis de lui la puissance primitive d'action qui est le produit de la vie moléculaire, de faire germer cette force mystérieuse qui contracte les muscles, produit la pensée et dirige les déterminations.

Ces excitants, au premier rang desquels se place l'alcool sous toutes ses formes, sont désormais devenus une impérieuse nécessité dans notre société moderne. Pris dans des limites raisonnables, leur action est considérée comme un précieux tonique et ne saurait être que fort utile.

Malheureusement, l'abus devait suivre de près l'usage ; la surexcitation musculaire, l'acuité de l'intelligence, l'exaltation de la sensibilité, qui suivent l'absorption de ces excitants artificiels ont déchaîné les appétits de jouissance secrètement dissimulés au fond de la plupart d'entre nous. La sensation de bien-être qu'ils procurent a été avidement recherchée ; pour l'obtenir, il fallait exagérer les doses. La pente était glissante ; plusieurs, beaucoup, devrais je dire, n'ont pu contenir leur vitesse acquise. C'est par ce mécanisme, simple et fatal, que sont nés de toutes pièces, ces états toxiques que j'ai appelé le premier, les *empoisonnements passionnels*.

Le mot seul, d'ailleurs, est nouveau : la passion qui pousse notre race vers les excitants artificiels, est vieille comme le monde. Les Arabes la pratiquent depuis de nombreux siècles : ils introduisirent l'habitude de l'opium, en même temps que la religion de Mahomet, dans l'Asie-Mineure et dans l'Inde, et à leur tour, les Persans et les Indous, étendirent ses limites à la Chine et au Japon.

L'Afrique deviendra bientôt la proie de l'absinthe introduite par les Européens et du haschisch importé par les Indous.

Le nouveau continent et la vieille Europe sont le théâtre d'excès plus civilisés, d'ivresses plus recherchées. A côté de l'alcoolisme, qui y règne en maître et despote, les abus passionnels d'éther et de morphine pris comme excitants, les abus de thé, les inhalations de naphte rivalisent désormais avec les habitudes d'intempérance du thériaqui d'Orient et du fumeur d'opium de Chine.

Nous les sages, nous les raffinés d'Occident, nous avons voulu aussi tremper nos lèvres à la coupe empoisonnée des ivresses, réaliser les jouissances aiguës. surhumaines dont les récits des voyageurs et les descriptions littéraires ont nourri notre cerveau. La quintessence de l'opium, son principe subtil et actif, est devenu pour nous la clef qui ouvre les bonheurs paradisiaques. A dose minime, sous un volume restreint, dans des conditions d'extrême élégance, avec la rapidité de l'éclair, ces quelques centigrammes de poudre légère et blanche exaltent nos joies et endorment nos souffrances.

Son pouvoir est merveilleux; ses suggestions semblent irrésistibles. Elle a les enchantements de la Sirène, mais comme le monstre de la Fable, ses attraits déguisent mal sa perfide influence. Et pourtant que d'imprudents son chant délicieux n'a-t-il point attirés vers les sombres abîmes? Infortunées victimes de la névrose du siècle, les morphinomanes ne sont plus les jouets isolés d'une passion rare et méconnue. L'habitude de la morphine est désormais l'expression vivante d'un mal dangereux, qui ronge et décime notre société déjà ébranlée par tant d'autres infirmités.

Nous ne devons pas le considérer comme un objet de curiosité, une dépravation de la mode ou un amusement irréfléchi; il faut l'appeler par son nom et avoir le courage de l'envisager comme un véritable fléau social.

Maladie artificielle, créée de toutes pièces par l'évolution de la science mise au service de l'imagination, la morphinomanie envahit peu à peu les couches sociales. La duchesse et le comédien, le financier millionnaire et l'ouvrier besogneux se vouent à son culte; le dieu reçoit leur encens, en attendant qu'il les dévore.

A ceux-là je voudrais que ce livre, écrit avec sincérité et conviction, ouvrit les yeux sur l'avenir qui les attend; qu'il leur montrât la déchéance physique et mentale inséparable des habitudes morphiniques, et qu'il leur fournît les moyens de se soustraire à cette dégradante passion.

A ceux que la morphine n'a point encore touchés, mais que la tentation d'y goûter aiguillonne et poursuit comme une obsession, à ceux-là, puisse cet ouvrage, dicté par mon seul et violent désir d'être utile à mes semblables, servir de salutaire avertissement et jouer le rôle de ces étiquettes larges et rouges qu'on colle avec soin sur les flacons contenant des poisons et qui préservent, contre des imprudences funestes, les hôtes de la maison.

J'ai suivi, comme plan, les indications que me fournissait mon sujet :

Le morphinomane a une raison de l'être. Il m'a paru intéressant d'énumérer, tout d'abord, les causes qui amènent une personne à prendre de la morphine *le chemin qui mène à l'habitude de la morphine*. Puis, en raison de ce fait que certains d'entre nous peuvent, impunément, être piqués à la morphine sans devenir les esclaves de ce médicament, j'ai consacré un second chapitre, aux prédispositions toutes spéciales et intimes, de nature héréditaire ou acquise, sur lesquelles se greffent les tendances à devenir morphinomane : il est en effet des sujets que j'ai appelés, après le professeur Ball, les *Prédestinés*. Ils sont légion de nos jours et c'est parmi eux que se recrutent les candidats à toutes les intoxications artificielles. C'est eux qui pour la presque totalité constituent les victimes des empoisonnements passionnels par le tabac, l'alcool, l'absinthe, l'opium et ses dérivés. Ils sont hantés par des besoins instinctifs, qu'ils se sentent impuissants à dominer et qui s'emparent de leur personnalité au point de devenir tyranniques et irrésistibles. Pour les satisfaire, ils ne reculent devant aucune difficulté, et passent ainsi de l'idée obsédante, du tourment intérieur qui les dirige et les pousse presque d'une façon automatique, à l'impulsion, c'est-à-dire aux manifestations extérieures, violentes parfois, qui doivent aboutir à la satisfaction de ces besoins.

Ces sujets *prédestinés*, recherchent sans cesse, des sensations nouvelles ; il manque à leur intelligence la puissance qui est la source de toute joie normale et de tout plaisir régulier : il manque à leur esprit, l'énergie nécessaire pour faire face au travail qui lui est imposé : à leurs muscles, la vigueur que réclame de leur fibre le labeur quotidien. Des excitants leur sont nécessaires : la morphine en est un, d'une puissance incroyable ; ils s'en emparent, ignorant quelles cruelles déceptions elle tient en réserve et de quelles amertumes elle fera payer la surexcitation passagère qu'on lui a demandée.

Elle portera ses effets de destruction sur tous les rouages de l'économie : les fonctions digestives, la circulation du sang, seront perverties et troublées ; les muscles, la peau, les yeux, les ongles, les cheveux rapidement altérés, l'haleine fétide, toute la vie suspendue, jusqu'à ce que la mort, au milieu d'affreuses angoisses, vienne mettre un terme aux plus effroyables souffrances.

Je m'étendrai longuement sur les *désordres physiques* de la morphinomanie, parce que leur description est non moins saisissante que celle des *troubles de l'intelligence.*

Ils se montrent d'ailleurs les uns et les autres, d'une manière invariable, mais au bout d'un temps plus ou moins rapide, suivant les individus, les tempéraments, les constitutions, les habitudes sociales.

Chez les uns, les premiers dominent ; chez d'autres, le cerveau paraît plus particulièrement atteint et ses altérations se révèlent par des perversions de l'intelligence et de la sensibilité, un affaiblissement plus ou moins notable de l'esprit, des troubles de la volonté, etc.

Alors, et à ce moment se pose la question si importante de la responsabilité, responsabilité civile, responbilité criminelle. L'individu morphinomane peut-il tester ? Est-il apte à contracter ? L'opportunité d'un conseil judiciaire, la nécessité de l'interdiction, se font-elles sentir ? Le libre arbitre ne se trouve-t-il pas compromis par l'imprégnation morphinique ? Dans quelles mesures le morphinomane est-il maître de ses déterminations ? Autant de questions qui seront l'objet d'un chapitre spécial et important de *médecine légale.*

Enfin, puisque le morphinomane est un malade, il convient de le soigner ; il faut tendre à le guérir. Son cas relève de la médecine et cette intoxication toute

« fin de siècle » est justiciable *d'un traitement*. Je terminerai par là cet ouvrage auquel je désire donner par dessus tout un but pratique et utile.

Il est destiné non pas tant aux savants à la recherche du document, qu'aux médecins qui ont besoin d'être rapidement renseigné sur les questions diverses afférant à la morphinomanie, et au public qui doit connaître la vérité. La passion qui fait l'objet de ce travail a été trop longtemps entourée de je ne sais quel mystère trompeur à l'ombre duquel se recrutaient les adeptes nouveaux et ignorants. Elle constitue une plaie sociale qu'il faut inonder de lumière, que nous devons produire au grand jour, pour la révéler dans sa hideuse nudité, comme un ulcère rongeur placé en vedette pour avertir les imprudents et détourner les audacieux.

Puisse cet ouvrage, où j'ai réuni et condensé de nombreuses et patientes recherches, en même temps que le résultat de mes observations personnelles, préserver quelques-uns de mes compatriotes de la contamination d'un épouvantable mal.

Puisse-t-il, à notre époque de crise sociale, où les naissances se font rares à ce point que notre avenir politique s'en trouve menacé, avoir fixé l'attention distraite des pouvoirs publics sur un fléau qui pour être plus dissimulé que l'alcoolisme, n'en est pas moins meurtrier.

Ivry-sur-Seine, le 26 avril 1891.

LES

MORPHINOMANES

CHAPITRE PREMIER

LE CHEMIN DE LA MORPHINOMANIE.

I. — *Historique.*

Quand un médicament est introduit dans l'économie par la bouche ou par le rectum, son absorption est plus ou moins aléatoire et variable. Elle est soumise à une foule de causes banales ou particulières dont les unes sont suffisantes à diminuer, les autres à annihiler la puissance de ses effets. Une fois administré, le remède va se trouver en contact avec la muqueuse des voies digestives ; il sera fatalement imprégné des sucs gastro-intestinaux et mélangé aux sécrétions que les organes annexes viennent déverser tout le long du tube digestif : salive, bile, suc pancréatique. L'alcalinité ou l'acidité des milieux liquides qu'il traverse, peut suffire à dénaturer sa substance ou à la rendre inerte. D'autre part, la surface absorbante avec laquelle il va se trouver en contact, peut se montrer réfractaire à sa pénétration, et il peut, au lieu d'être absorbé, cheminer avec les substances excrémentitielles, et être éliminé avec elle par les voies habituelles.

Frappé de tant de causes d'insuccès thérapeutiques, des médecins de talent, chercheurs habiles, tentèrent de faire absorber certains médicaments d'un volume très restreint, par la peau. Leurs essais restèrent infructueux ; alors ils essayèrent de la pénétration locale, en dénudant les téguments.

C'est ainsi qu'on peut constater que longtemps avant que la pratique des injections hypodermiques eut définitivement élu domicile dans la série des méthodes thérapeutiques, l'application locale de morphine n'était point inconnue.

Lembert et Lesieur, dès 1823, appliquaient un vésicatoire sur la région choisie, et une fois la peau privée de son épiderme, — sur le derme mis à nu, ou pour parler plus exactement, sur la couche de Malpighi, ils déposaient la poudre de morphine. Cette méthode reçut le nom de *méthode endermique.*

A l'aide de ce procédé le médicament se trouvait quelquefois rapidement absorbé ; mais chez certains sujets, ou a des moments différents chez le même individu, la pénétration n'avait plus lieu. C'est assez dire combien ses effets s'en trouvaient frappés d'incertitude et avec quelle facilité ce procédé thérapeutique infidèle fut délaissé, quand un médecin d'Edimbourg, du nom de Wood, appliqua à l'homme le mode de pénétration des médicaments *sous la peau.* Rapide et commode, son usage ne s'est depuis que trop vite généralisé.

Déjà connu depuis le commencement du siècle, il

était fort apprécié dans les laboratoires de physiologie où il servait à réaliser des expériences sur les animaux. C'est là que Wood alla le chercher pour l'introniser dans la pratique médicale courante. C'est lui qui fut le père incontesté de la génération des morphinomanes, le promoteur inconscient et admirable, tout à la fois, de la funeste passion, car le mal semble aussi inséparable du bien, dans toutes les choses d'ici-bas, que la gangue du métal précieux.

Avant lui, Rynd de Dublin, vers 1845, avait fait quelques tentatives qui avaient manqué de succès en raison de l'imperfection de ses appareils. Bientôt, Trousseau, Béhier, Courty, Becquerel, Hérard, pour ne citer que des médecins français, se servirent couramment dans leur pratique quotidienne, de ce procédé thérapeutique, qui grâce aux perfectionnements habiles qu'apportèrent à l'instrument Charrière d'abord et Luër ensuite, devint d'une utilité et d'une commodité que l'avenir n'a point démenties.

II. — *Arsenal du morphinomane.*

La seringue à injections hypodermiques est trop connue pour que je m'arrête à sa description : elle n'est autre chose qu'une réduction de l'appareil cher à Molière et qui figure comme un accessoire antique et suranné, dans les représentations de la Comédie-Française. Une aiguille très fine et creuse s'adapte à la tubulure qui la termine, et est destinée en pénétrant sous la peau à y conduire le liquide chassé par le piston. La contenance de chaque seringue est d'un gramme d'eau ou de véhicule, en général. Suivant la concentration de la solution, on injecte plus ou moins du principe actif, à la fois. Mais le maximum de solubilité de la morphine dans l'eau froide étant de cinq pour cent, on ne saurait injecter, en une fois, plus de cinq centigrammes du principe actif.

Le génie inventif des fabricants d'instruments s'est exercé à souhait sur ce petit appareil, qui peut devenir le baume consolateur et bienfaisant, ou la coupe empoisonnée des ivresses. Le luxe s'en mêlant, ils ont construit de véritables bijoux en argent, en or, ornés même de brillants et de pierres précieuses. Ce n'est pas tout : le morphinomane, à moins d'en être arrivé à cette période où tout sens moral s'est évanoui, n'aime pas à faire parade de son vice : il le dissimule avec une habileté qu'un diplomate pourrait parfois prendre comme modèle, et il lui déplairait de porter, ostensiblement, l'arsenal nécessaire à la satisfaction de ses tendances passionnelles. Alors, il fallut s'ingénier à donner asile à la seringue et à ses accessoires, — flacons renfermant la solution et aiguilles de rechange — dans un de ces menus objets que nous portons sur nous habituellement : porte-cigare, porte-monnaie, portefeuille, boîte à allumettes, nécessaire de poche, flacons de sels, etc... Les Allemands excellent dans la fabrication de ces trompe-l'œil, accessoires du vice. Ils construisent une seringue ayant l'apparence d'un long étui, toute remplie de solution de morphine, et toute prête à fonctionner. Cette sorte d'étui infernal renferme une quantité de morphine suffisante à faire plusieurs injections : leur ration pour la journée.

Ainsi armés, sûrs de leurs doses, ils ne sont plus tenaillés par cette angoisse poignante : la peur de se trouver à un moment donné, privés de leur soutien, la crainte de manquer de l'excitant devenu nécessaire.

III. — *La morphine.*

Avant de pénétrer le mystère de l'action si profonde sur le corps humain de cette substance éminemment active, il n'est pas hors de propos de faire ample connaissance avec elle. A l'époque déjà lointaine où les progrès de la chimie ne permettaient pas d'isoler les principes actifs de la substance thérapeutique primaire et complexe, l'opium seul était employé, toutes les fois que l'indication de supprimer la douleur se trouvait à remplir. Son action était connue dès la plus haute antiquité. Homère en fait mention. Hippocrate le signale comme d'un emploi courant. L'opium est le seul médicament qui ait pu traverser les siècles sans voir sa destinée s'amoindrir et son prestige s'effacer. L'Asie-Mineure l'exporte en grande quantité ; la Perse et l'Inde en produisent également ; il est consommé sur place ou dirigé sur la Chine.

L'opium est produit par un pavot, le *papaver somniferum*, plante annuelle, qui fleurit vers le mois de juin. Peu après la chûte de la fleur, la capsule grossit brusquement et arrive à maturité. A un instant précis, que les planteurs connaissent à merveille, l'ouvrier spécial entre dans le champ le matin dès la première heure. La face tournée vers l'est, la main armée d'un instrument à plusieurs lames parallèles, — sorte de scarificateur, — il marche à reculons, et incise les capsules en suivant une ligne spirale qui les contourne de haut en bas.

De nombreux vaisseaux laticifères se trouvent ainsi ouverts, et un suc blanc, laiteux, s'écoule et se rassemble à la partie inférieure des incisions en une goutte unique. L'évaporation condense cette goutte en une larme solide, qui forme l'opium le plus pur. On en obtient de moins bon — et c'est certainement le plus répandu — en triturant les capsules, la tige et les feuilles et évaporant le liquide obtenu par la pression.

La morphine est extraite de l'opium, dans la composition duquel elle entre pour 10 o/o, à l'aide de plusieurs procédés, dont le principal et le plus simple consiste à épuiser l'opium par l'eau bouillante et à traiter la solution par un lait de chaux. La morphine se précipite par addition d'ammoniaque.

A l'état de pureté, elle se présente sous la forme de cristaux soyeux, incolores, polymorphes, à saveur d'une grande amertume, dont la légèreté est remarquable. Sa réaction est alcaline, sa formule chimique est $C^{17}H^{19}Az O^3 + H^{20}$. Elle ne se dissout pas dans l'éther, elle est soluble dans 1.000 parties d'eau froide et 500 d'eau bouillante, dans 40 parties d'alcool anhydre, dans les corps gras, les huiles volatiles et les alcalis caustiques.

IV. — *Mystérieux effets.*

Quand on considère les effets si rapides et si puissants de cette minime quantité de substance — quelques milligrammes — sur la masse énorme qui constitue le corps d'un adulte, on reste confondu du manque de proportion qui existe entre l'agent et ses résultats. On se demande par quelle combinaison mystérieuse une si infime quantité de substance médicamenteuse peut porter le trouble dans les grands rouages de la machine humaine, exciter ici, calmer là et, en un mot, bouleverser tous les appareils de la vie.

Sur quelle fonction, sur quels organes porte-t-elle

d'abord ses effets ? Le doute n'est guère permis et la réponse est facile : le cerveau, l'encéphale pour mieux dire, et la moëlle. Mais par quel intermédiaire ? Le sang ou le système nerveux périphérique ?

Les avis se partagent, quand il s'agit de résoudre ce problème compliqué et d'assurer sur une base solide la démonstration de l'une ou l'autre hypothèse. Il est permis, dans l'état actuel de la science, de réserver son opinion. Cependant à tout prendre, et après l'examen des diverses interprétations qui ont été fournies jusqu'ici de ce phénomène physio-pathologique, je dois reconnaître qu'aucune ne satisfait pleinement l'esprit. Elles se résolvent toutes en dernière analyse en cette proposition : la morphine absorbée par les vaisseaux sanguins pénètre dans le torrent circulatoire et va impressionner directement les éléments cellulaires de l'encéphale et de la moëlle. Cette question du mode suivant lequel l'opium, ou ses dérivés, produit sur les centres nerveux ses effets si puissants, a occupé, depuis longtemps, de savants expérimentateurs.

L'opium agit-il d'abord sur les extrémités nerveuses et son action est-elle de là transmise au cerveau par les conducteurs nerveux ; ou bien au contraire, est-il absorbé et porté par les vaisseaux jusqu'à l'encéphale ?

La première opinion eut pour elle, jadis, la puissante autorité de Boerhaave et de son école. On ne pouvait expliquer par l'absorption la rapidité des effets de l'opium et d'ailleurs, en donnant à un animal une pilule d'opium, il se produisait des phénomènes toxiques fort graves, tandis que, disait-on, la pilule n'avait encore rien perdu de son poids. — Whytt fut conduit aux mêmes résultats par ses expériences ; il arrache le cœur d'une grenouille en même temps qu'il l'empoisonne avec de l'opium, et il voit la sensibilité s'éteindre aussi vite que si le cœur était entier ; au contraire, il laisse le cœur, enlevant le cerveau et la moëlle, et les effets sont notablement plus lents.

D'autre part, Monro injecte de l'opium dans les veines d'un animal, et immédiatement se produisant les mêmes effets que si le poison était mis en contact depuis longtemps avec une autre partie. Magendie, Segalas, Fodéré, instituent de nombreuses expériences qui semblent démontrer l'action primitive sur les centres nerveux.

J'avoue que, malgré mon désir d'accepter les opinions formulées par des maîtres et généralement reçues, je me résigne difficilement à admettre que quelques milligrammes de substance, même très active, mélangés, dilués, dans plusieurs kilogrammes de sang, soient suffisants à impressionner les millions de cellules nerveuses qui doivent être mises en jeu afin de produire les effets généraux immédiatement consécutifs à l'injection de morphine. D'autre part, on ne saurait admettre que la totalité de l'injection hypodermique passe dans le sang : il en reste fatalement une partie plus ou moins considérable, en égard à la quantité infinitésimale placée sur la peau, — qui ne se trouve pas absorbée. L'action de la morphine dans ces conditions déroute l'imagination, et j'aimerais cent fois mieux admettre que sa présence sur les terminaisons nerveuses périphériques détermine un ébranlement, un mouvement vibratoire qui se communique et se propage le long des nerfs et avec la rapidité de l'éclair, remonte usqu'aux centres nerveux qu'il impressionne directement sans intermédiaire et par action de continuité.

La disparition instantanée de la douleur la plus

aiguë sous l'influence d'une pincée de morphine n'est point pour me contredire; au contraire. La douleur, comme on le sait, n'est pas un phénomène purement local. L'amputé qui souffre de son membre absent nous démontre surabondamment que dans nos centres nerveux se trouvent certaines régions correspondant à chacune des parties de notre être. C'est cette région supérieure qui souffre; et nous ne faisons que rapporter la douleur au point extérieur, sans qu'elle y ait son siège réel. On admettra avec bien plus de facilité et plus de clarté pour l'esprit, ma théorie de la vibration communiquée, sans intermédiaire, par ébranlement nerveux direct, au cerveau et à la moëlle, que le fait d'une action générale exercée sur eux par le sang renfermant quelques molécules de substance active.

La théorie de l'accoutumance vient encore à mon aide pour démontrer la vraisemblance de mon hypothèse, la seule rationnelle.

V. — *Mithridatisme morphinique.*

L'accoutumance arrive plus ou moins rapidement : les auteurs savants, les livres curieux racontent à propos de la tolérance prodigieuse de l'économie, vis-à-vis des doses massives d'opium ou de morphine, des faits étonnants. D'après Gubler, un pharmacien militaire avalait, à la fois, quatre grammes d'extrait gommeux d'opium, qui représentent au minimum 80 centigrammes de morphine. Trousseau a cité le cas d'un malade qui était arrivé à prendre la ration quotidienne de 750 grammes de laudanum.

J'ai donné mes soins à un morphinomane savant et très distingué, dont les habitudes remontaient à cinq ans; il en était arrivé à faire tiédir, au moment de s'en servir, l'eau distillée, servant à ses injections, afin que le degré de solubilité de la morphine en fût accru. Il s'injectait ainsi des quantités de morphine considérables, supérieures à quatre grammes par jour. Je n'ai point besoin d'ajouter, qu'à ce moment, les ravages déterminés, chez lui, par l'alcaloïde à pareille dose, étaient tels qu'un immense délabrement physique et une grande faiblesse cérébrale en avaient été la conséquence. Je dois ajouter que, plein d'énergie et résolu à en finir avec ses habitudes funestes, il put se guérir complètement, et que depuis lors, il y a de cela 4 ans, aucune récidive ne s'est produite.

L'accoutumance rapide chez les aliénés est un fait d'observation banale.

Erlenmeyer est le premier médecin qui ait mis en œuvre les injections hypodermiques de morphine dans le traitement de la folie. Depuis lors, il n'est point de médecin aliéniste qui n'en ait usé... dois-je dire, abusé ? M. A. Voisin fut un des zélés partisans de cette méthode. Il l'introduisit en France, et il aurait, paraît-il, obtenu dans un certain nombre de cas de folies diverses : lypémanie, folie hystérique, démence, — des guérisons inespérées.

Ce qui est incontestable, et c'est peut-être le seul bienfait réel qui nous restera de cette méthode, c'est que nous aurons appris, grâce aux essais tentés dans cette direction, que les aliénés supportent admirablement des doses massives de morphine. Ils ne paraissent nullement impressionnés, au point de vue de la nutrition générale, par un traitement intensif à l'aide de cet alcaloïde, et à l'encontre de ce que nous voyons chez les sains d'esprits, la cachexie morphinique, le

délabrement général de toute l'économie, qui suivent de
près les habitudes d'intempérance morphinique, ne surviennent chez eux que fort rarement. Bien plus, M. A.
Voisin affirme que souvent à la suite de cette médication énergique et violente, l'appétit est augmenté,
l'embonpoint arrive, les globules sanguins deviennent
plus nombreux et leur vitalité est accrue par une facilité plus grande dans les fonctions de l'hémopoèse. Or,
il est arrivé à cet audacieux novateur d'injecter, chez
plusieurs aliénés, sans accoutumance préalable, jusqu'à
13 centigrammes et plus de chlorhydrate de morphine.
A une époque où ma trop jeune expérience ne permet-
trait peut-être pas un suffisant contrôle de la raison, il
m'est arrivé, — jamais je n'en ai obtenu le moindre
effet — d'injecter, *en une fois*, et après des doses pro-
gressives de 10 centigrammes par jour, jusqu'à 50 centigrammes d'alcaloïde.

Je dois à la vérité ajouter que les malades que je
soignais par cette médication énergique et téméraire,
n'en retirèrent jamais le moindre bénéfice. Ils n'en
éprouvèrent à vrai dire aucun désagrément, et leur tolérance était la seule excuse à la vigueur de la méthode.

A quoi est due une semblable tolérance? Je n'ai
qu'un moyen de l'expliquer honorablement pour la
méthode. — La dose massive de poison n'était pas
absorbée : les troubles profonds du système nerveux
chez les aliénés mettent obstacle à sa diffusion dans
l'organisme, et voilà pourquoi ne pénétrant pas dans
le torrent circulatoire sanguin ou lymphatique, ne se
trouvant pas en contact avec les éléments susceptibles
d'être impressionnés par elle, la morphine déposée sous
la peau reste inerte au point de vue de ses effets thérapeutiques... et comme toxique.

Il en est de même pour l'alcool. Indépendamment de l'habitude de boire, une résistance idiosyncrasique permet à quelques individus d'absorber impunément des doses énormes de liquide spiritueux. Morel cite le cas d'une fille hystérique qui put consommer quotidiennement un litre d'eau-de-vie et même au delà, plusieurs mois de suite, sans éprouver aucun des phénomènes de l'ivresse.

VI. — *Prudence nécessaire.*

Tout ceci n'empêche que la morphine est, de tous les remèdes, celui qui doit être manié avec la plus grande circonspection : la sensibilité propre à chaque sujet touchant son action est éminemment variable, non seulement avec les individus, leur tempérament, leur sexe, leur âge, leur état de santé ou de maladie, leurs impressions actuelles, mais encore avec le moment où elle est administrée.

Tous les médecins savent qu'on doit éviter de la prescrire chez les jeunes enfants, et nul n'ignore parmi nous, que des cas de mort ont été constatés chez des nourrissons à la suite de l'ingestion de quelques gouttes de laudanum. Et pourtant Grainger nous apprend que dans les districts manufacturiers d'Angleterre, l'usage est répandu de donner de l'opium aux enfants et d'en augmenter graduellement la dose à partir de leur naissance ; ces enfants arrivent à prendre ainsi de 15 à 20 gouttes de laudanum en une seule fois. Un enfant du même âge, qui n'en aurait pas l'habitude, chez qui l'accoutumance, — le mithridatisme, — ne serait pas établie, serait infailliblement tué par le quart de cette dose.

Les vieillards sont extrêmement sensibles à l'action des alcaloïdes de l'opium ; des doses même faibles de morphine provoquent chez eux un état d'abattement, de dépression plus ou moins profonde qui n'est pas sans jeter quelque inquiétude dans leur entourage et sans indiquer au médecin une prudence exceptionnelle.

A quoi est due cette intolérance spéciale aux deux âges extrêmes de la vie. D'où vient cette impressionnabilité exagérée de l'organisme, qui entre en révolte au moindre contact de l'agent hypnotique ? Probablement de ce fait que son élimination se fait lentement, que les fonctions rénales et sudoripares étant peu énergiques, le poison reste plus longtemps en contact avec les éléments nerveux ; que ceux-ci s'en imprègnent plus totalement, et que le maximum d'action se trouve réalisé. Enfin, le système nerveux du vieillard, comme celui de l'enfant, est éminemment susceptible à l'action de certains excitants, et sa sensibilité propre est plus facilement mise en jeu chez lui que chez l'adulte.

Un fait plus curieux encore, c'est celui de la tolérance, du manque de réaction souvent complet, vis-à-vis des doses moyennes, que présente l'organisme à la morphine, lorsqu'il est en proie à de violentes douleurs. Aucun accident n'est à craindre à la suite de l'administration rapide de plusieurs centigrammes de morphine, au moment où l'individu en période de crise, atteint par exemple de colique hépatique ou néphrétique, est saturé de morphine. Il semble que sa résistance, à ce moment, se trouve accrue par le fait de l'irritation nerveuse due à la souffrance.

Par contre, les cas d'empoisonnement, même avec de faibles doses, sont loin d'être des exceptions. La dose de un centigramme de morphine injectée sous la peau a pu quelquefois produire des accidents sérieux : la prudence exige dans tous les cas, que le médecin commence sa première injection par cinq milligrammes seulement, quitte à augmenter rapidement, si la tolérance se fait.

Danyau rapporte le fait d'un homme adulte qui présenta des accidents graves d'empoisonnement à la suite d'une piqûre de deux centigrammes de morphine.

J'ai été témoin d'un fait d'empoisonnement morphinique, arrivé chez un adulte fort et robuste, bien constitué, sans aucune tare pathologique, souffrant d'une névralgie dentaire très violente.

A la suite d'une injection d'un centigramme pratiquée par le médecin, il tomba dans un état comateux profond : sa face devint livide, cadavérique, ses yeux s'enfoncèrent dans les orbites : ses pupilles presque effacées étaient privées de réaction. Sa respiration lente, stertoreuse, avait presque le type de Cheyne-Stokes ; ses lèvres étaient bleuâtres, son corps s'était couvert de sueurs profuses, son pouls était irrégulier, lent, ses membres, en pleine résolution, ses extrémités, froides.

Ce cas d'intolérance est le plus démonstratif qu'on puisse observer : le malade guérit sous l'influence de soins immédiats, mais garda pendant quelques jours une grande obtusion intellectuelle.

VII. — *La morphine est un tonique.*

Ce n'est point se payer de mots que d'appeler la morphine un « tonique ». Si l'entente peut jamais se faire sur le sens de ce vocable, c'est bien en considérant, en analysant l'action élective de ce poison sur les forces vives de l'économie qui en a besoin.

Je n'ignore pas que la définition du mot *tonique* est encore à découvrir : nous savons tous à quoi il répond, et pourtant il échappe à notre appréciation, parce que la tonicité représente le dernier terme de la fonction moléculaire, et que son expression ultime se confond avec l'essence même de la vie. Quand nous disons : « je me sens fort, je me sens faible, » nous exprimons bien une condition de notre être, nettement perçue, précisément *sentie*. Mais nous nous buttons à des difficultés insurmontables, si nous voulons pénétrer le mystère de cette force ou de cette faiblesse parce qu'il confine au mystère lui-même de la réaction intellectuelle qui nous fait dire : « je pense, je veux, j'aime, je hais. » Nous sommes obligés d'user de métaphores pour désigner cette réaction vitale s'opérant dans une sphère impénétrable : nous l'appelons la dynamie, le dynamisme, et nous en sommes réduits à des hypothèses, vis-à-vis de cette émanation directe et spécifique des opérations secrètes de la chimie vivante.

Quoi qu'il en soit, le fait éminemment curieux qui se dégage de l'étude de la morphinomanie, c'est que certains agents extérieurs, introduits dans l'organisme ont un pouvoir véritable sur les actions organiques. C'est qu'ils possèdent la propriété singulière d'accroître le dynamisme vital, de doubler l'énergie des organes vivants à exercer leurs fonctions spéciales, de ranimer le stimulus physiologique insuffisant.

Quant à leur mode d'action, il est parfaitement inconnu encore. On parle volontiers d'action de présence, de force catalytique, toutes expressions plus ou moins heureuses destinées à masquer notre ignorance. Possèdent-ils le pouvoir de révéler des forces latentes, *in posse*, comme on disait autrefois, ou s'agit-il d'une création de toute pièce d'énergies nerveuses harmoniques dans l'ordre intellectuel physique et moral ?

Existe-t-il, dans l'étendue du système cérébro-spinal, des centres spécialement excitables par la morphine : centre de calorification, centre de production nerveuse — le cervelet, suivant la théorie savante du Dʳ Luys — le bulbe, considéré par Owsjannikow, comme le centre tonique des vaisseaux ; ou la moëlle tout entière comme le veut Goltz est-elle proposée à cette fonction ?

A notre humble avis, les agents dynamophores, névrosthéniques comme on les appelle encore, et la morphine en est peut être le type, sont de puissants modificateurs de l'action réflexe spinale.

Leur puissance hypersthénique s'exerce, à la fois, sur toutes les cavités splanchniques : le crâne, le thorax, l'abdomen. Elle a pour agent direct de transmission le réseau général des fibres sympathiques, tant viscéral que vasculaire : plexus des organes, nerfs des vaisseaux *nervi nervorum* et *vasa nervorum*.

Ainsi s'explique la généralité de leurs effets, leur instantanéité, et surtout leur nécessaire, quasi fatale, intervention chez les Prédestinés, dont l'adynamie constitutionnelle, héréditaire ou acquise, se trouve liée à des désordres du côté des nerfs de la vie végétative.

La morphine facilite le travail musculaire, en augmentant l'activité, non pas directement du muscle lui-même, mais du système nerveux moteur tant cérébral que médullaire. La conséquence de cette double action est de diminuer la sensation de l'effort et d'écarter la fatigue qui constitue un phénomène nerveux et en même temps chimique.

Elle ne peut être appelée à aucun titre un médicament d'épargne : elle n'empêche pas l'*usure* de l'organisme, mais elle en enlève la sensation et elle arrive, comme nous le verrons plus loin, à remplacer l'excitation tonique générale que produit l'ingestion des aliments.

Loin de ralentir la combustion, elle semble permettre à l'économie d'utiliser plus complètement ses réserves nutritives : elle active, peut-être, le foyer de la vie, elle précipite les combustions et, par l'excitation du système nerveux, hâte la destruction de ces réserves.

Névrosthénique parfait, elle communique à l'économie une sorte d'entraînement, augmente sa tonicité générale, et décuple la puissance humaine, au double point de vue psychique et somatique.

On ne peut s'empêcher de reconnaître qu'il fallut un certain courage professionnel à l'illustre médecin anglais, Brown, pour renverser les idées admises à son époque sur les effets sédatifs, uniquement invoqués, de l'opium. Le jour où il s'écriait: « *Opium, me Hercle, non sedat* » : par Hercule, l'opium ne calme pas ! il énonçait, sous une forme éminemment paradoxale, une vérité qui depuis fut maintes fois vérifiée par les plus illustres physiologistes. Les magnifiques travaux de Claude Bernard ont surtout contribué à jeter la lumière sur les propriétés excitantes et même convulsivantes des alcaloïdes de l'opium. La période d'excitation qui précède invariablement l'action sédative de l'hypnogène a été constatée par l'éminent physiologiste et nous la retrouvons chez nos intoxiqués par la morphine.

Toutes ces considérations un peu techniques doivent être connues du médecin : il apprendra à manier avec toute la prudence nécessaire, ce médicament aussi perfide qu'il est efficace, et il faut hélas, avoir le courage de le dire, je crains que quelques-uns de mes confrères se soient laissé entraîner par excès de bonté, par compassion vis-à-vis de la souffrance, à pratiquer à la légère, sans préoccupation des conséquences qui pouvaient en découler, des injections de morphine dont l'absolue nécessité ne s'imposait pas.

VIII. — *Le premier coupable.*

Médecin de ville, médecin de campagne surtout, habitant loin de son malade et sachant que la douleur épuise, il ne sait pas toujours résister aux supplications de la famille, du patient surtout qui, pour le moment ne voit qu'une chose, le soulagement immédiat et c'est sur lui que retombe quelquefois le poids de la première faute. Il a déjà pratiqué une première injection : elle a fait miracle, une deuxième est réclamée. La force lui manque, le temps presse : il la pratique. Malheur au patient, si ses prédispositions innées le portent à prendre la terrible habitude de la morphine. Il sera bientôt son esclave et simulera la souffrance, pour se livrer, pieds et poings liés, aux charmes ensorcelants de la Circé moderne. Malheur à lui, si par faiblesse ou négligence, le médecin lui abandonne entre les mains l'instrument meurtrier, et la perfide solution. Malheur à lui, si un pharmacien, oublieux de ses devoirs, au mépris de sa dignité professionnelle, se prête à ses coupables désirs et si poussé par l'appât d'un gain illicite, il consent à se faire assassin sous le couvert de son titre. Des exemples fameux et encore récents nous ont malheureusement initiés à ces défaillances de l'arrière-officine et ont fait le désespoir de la majorité consciencieuse et honnête de la corporation.

Malheur à lui, enfin, si la connivence regrettable du fabricant d'instruments vient lui donner les facilités de se piquer, en lui fournissant l'arsenal nécessaire à son vice. Quelle responsabilité n'encourt pas cet industriel, de l'atelier duquel sortent des armes plus redoutables que le révolver et l'épée? Qui s'en doute cependant? Qui a osé élever la voix contre un commerce qui devient coupable s'il n'est réglementé par des lois sévères. Supposez que le fabricant ne puisse, de par des ordonnances inéluctables, en aucun cas, remettre une seringue à morphine, à personne autre qu'un médecin — lequel visera un registre signé et paraphé par le commissaire de police — et qu'une amende sérieuse vienne frapper tout contrevenant à cette formalité. — L'impossibilité pour le candidat à la morphinomanie, de se piquer, faute d'aiguille, de s'injecter faute de seringue, ne laisserait plus la porte ouverte au vice, et endiguerait net le flot de la passion morbide, si elle était éclose.

Ces considérations trouveront leur place au chapitre de la Prophylaxie, c'est-à-dire de l'ensemble des moyens propres à arrêter les progrès de la morphinisation ; je ne veux que les signaler ici, et je reviens en hâte, au premier pas du malade ou du curieux sur le chemin glissant de l'empoisonnement morphinique.

Ce premier pas, c'est la première piqûre :

Le médecin la pratique sans hésiter, quand il se trouve en présence d'une affection douloureuse à marche paroxystique : névralgie, colique néphrétique ou hépatique, accès d'asthme, douleurs fulgurantes de l'ataxie locomotrice. Chez les femmes, plus sensibles et plus exposées aussi à la douleur, les souffrances répétées, quelquefois intolérables, de l'appareil génital : utérus et annexes, obligent le médecin à recourir au plus puissant et au plus sûr des anesthésiques.

Il s'en faut d'ailleurs qu'elle procure toujours une sensation agréable, ou à plus forte raison, l'ébriété. Chez quelques-uns, elle détermine un état nauséeux, une inquiétude vague, un sentiment de pesanteur dans la tête qui semble enserrée dans un cercle de fer, des vertiges, et j'ai souvent entendu des malades en état de crise douloureuse aiguë, me dire qu'ils préféraient encore leur souffrance aux malaises et à l'anxiété provoqués par l'alcaloïde.

Rassurez-vous sur le compte de ces favoris du sort : ils ne deviendront pas morphinomanes ; leur organisation rebelle au poison ne s'en accommodera jamais.

Chez d'autres sujets, le premier contact de la morphine avec leurs tissus détermine bien une certaine gêne, quelques pandiculations ; leurs sens sont légèrement obscurcis, leurs oreilles bourdonnent ; ils ont soif, quelques nausées surviennent, mais en revanche les souffrances physiques ont disparu comme sous la baguette d'une fée bienfaisante, et le repos, l'anéantissement délicieux d'un corps qui ne souffre plus leur a procuré une sensation si aiguë de bonheur, une sorte d'ivresse si voluptueuse, qu'ils la rechercheront dans l'avenir, alors même qu'ils ne pourront plus invoquer la souffrance comme excuse et prétexte à la passion. Comme le dit si spirituellement mon éminent confrère, le Dr Monin, dans son bel ouvrage sur les *Misères nerveuses* de notre siècle, au chapitre de la morphinomanie : l'habitude, d'abord servante, finit par épouser son maître.

Croyez-moi, voilà dans la moitié des cas, l'origine du développement rapide de la passion morphinique, quand le premier coupable est le médecin.

IX. — *Le besoin d'ivresse.*

Il s'en faut, surtout depuis quelques années, que lui seul soit à incriminer : au début de l'envahissement de la morphinomanie, son rôle fut prépondérant. J'estime qu'aujourd'hui, il ne compte plus. Ce n'est plus les intoxiqués, c'est les ivrognes de la morphine qu'il faut dire à l'heure actuelle, quand on parle de cette très intéressante classe de névrosés.

Ils ont goûté à la morphine comme le collégien au cigare, comme l'étudiant à l'absinthe. Entraînés par l'exemple, subissant l'empire de la contagion, ils ont comme notre premier père mordu au fruit défendu, et l'Eden où réside la santé leur a été à tout jamais fermé, peut-être, à partir de ce moment. Dans le demi-jour du boudoir, ou au milieu de la tiède atmosphère du jardin d'hiver, la mondaine a fait des confidences à son amie ; elle lui a murmuré discrètement, entre deux tasses du thé russe le plus aromatique, les inavouables délices qu'elle a ressenties, et peu à peu envahie par le désir despotique de les goûter, elle aussi, l'amie, a vaincu ses propres résistances instinctives ; en un moment de faiblesse, elle s'est laissé faire. Si la première piqûre a déterminé le léger sentiment d'ivresse tant recherché, c'en est fait d'elle : elle recommencera, elle augmentera rapidement la dose. Elle est déjà l'esclave de sa passion naissante.

Elle qui a jusqu'ici professé pour sa peau un culte de raffinée, elle ne craindra pas d'en compromettre la finesse et la douceur par des piqûres répétées, des boursouflures disgracieuses, peut-être même l'abcès dont la seule pensée l'eût jadis terrorisée.

Le manuel opératoire ne l'effraye pas, et il est à remarquer que les futurs morphinomanes ne sont point embarrassés pour le pratiquer : ils semblent posséder à cet égard une sorte d'intuition qui rend leur habileté manuelle plus considérable et plus rapide. A peine ont-ils pu voir la façon dont s'y prend le médecin : leur regard s'est rapidement porté sur la main de l'opérateur, qui se figure souvent avoir agi en dehors de son atteinte ; leur éducation se trouve déjà complète. Ils oseront bientôt tenter sur eux-mêmes l'épreuve de la pointe, l'enfonceront hardiment dans le pli de la peau soulevée de la main gauche, et le nombre de ceux qui se piquent avec l'une ou l'autre main, indifféremment, n'est pas aussi restreint qu'on le suppose.

Aucune région de leur corps n'échappe aux piqûres ; il devient bientôt comme une sorte de pelote douloureuse, boursoufflée, et pour réduire cet inconvénient au minimum, ils en arrivent à se faire plusieurs injections dans le même lieu, séparant chaque fois pour la remplir, la seringue de l'aiguille qui reste enfoncée à la même place. Il en est même qui laissent l'aiguille à demeure, et se pratiquent toutes leurs injections au même endroit.

Bientôt, il est vrai, ce lieu d'élection devient intolérant : une auréole inflammatoire se développe autour de la région piquée ; le gonflement et la douleur surviennent, et bon gré mal gré, l'aiguille doit être retirée. Alors le morphinomane irrité, maugréant contre son propre mal, s'en prend à sa solution ; si elle était plus concentrée, se dit-il, elle me ferait moins mal : de la pensée, du désir à l'acte il n'y a *qu'un pas vite franchi :* s'il prépare ses solutions lui-même, le changement est facile ; s'il trouve sur sa route un fournisseur de morphine complaisant, le procédé reste commode ; mais si la complaisance du médecin lui fournit sans ordonnance une solution toute préparée, il doit recourir à des moyens détournés pour concentrer sa solution. Il la fait bouillir, et privée par évaporation d'une partie de son eau, il y reste plus d'alcaloïde, et le but se trouve rempli.

Le prosélytisme des morphinomanes est un fait bien curieux. La fable du renard qui a la queue coupée est éternellement vraie. Confidence de salon, confidence d'atelier, partout nous retrouvons cette même impulsion à l'apostolat, qui tend à enserrer dans les réseaux implacables du vice pernicieux le plus grand nombre possible de victimes.

Faut-il le dire, le fond commun de ces confidences est invariable : jouissance cérébrale, état de béatitude ineffable et par dessus, tout, désirs et puissance sexuels. Lors des premières piqûres, alors que l'organisme, à peine imprégné, réagit par une exaltation de la sensibilité, les appétits génitaux sont, il est vrai, surexcités : le moindre frôlement, la caresse la plus légère procurent une somme de jouissance décuplée si l'on considère l'état habituel : l'empire de cette chimérique espérance sur l'esprit de la pensée est au-dessus de toute expression.

Charmes trompeurs hélas ! Décevant mirage ! Outre que ces effets aphrodisiaques ne se manifestent point chez tous les sujets, qu'ils sont infidèles et incertains, leur durée est essentiellement éphémère. Et le réveil atroce de sensations à peine perçues, tellement elles furent courtes, fait payer trop cher des apparence vagues de délices jusque-là ignorées.

Le rôle des sens dans ces jouissances artificielles est

d'ailleurs aussi restreint que possible : elles ne sont produites que par le fait de l'imagination en délire et l'illusion, le rêve, ont dans leur genèse une part prépondérante.

C'est un bonheur fictif, comme ces songes heureux que nous vivons quelquefois tout éveillés, qui s'évanouissent au moindre bruit et à la suite desquels nous nous retrouvons plus anéantis et plus malheureux. Châteaux en Espagne, fiction éphémère, images insaisissables, voilà le bilan de ces trop fameuses délices qui ont conduit à leur perte tant de victimes inconscientes. Suractivité intellectuelle, exaltation des facultés imaginatives, excitation anormale des régions du cerveau qui actionnent et dirigent notre sensibilité, voilà en dernière analyse les facteurs de ces jouissances ; tels sont les chemins qui conduisent l'infortuné morphinomane à ce qu'il croit la Terre Promise.

Tous ces phénomènes mystérieux produits si facilement, sans grand dommage pour la santé, dans les premières semaines de l'intoxication, sont autant d'arguments entre les mains du prosélyte, et donnent à son apostolat une autorité trop incontestable. Mystérieux aussi deviennent les agissements du morphinomane : il faut que son entourage ignore ses habitudes : il dissimule son vice avec un art surprenant et une habileté prodigieuse. Et cette sorte de mystère, cet âpre soin mis par lui à goûter en secret les bonheurs morphiniques, à s'enivrer dans sa cave, est une jouissance aiguë ajoutée au bienfait du poison. Son entourage même, vient-il à le soupçonner, ne s'ouvre pas à lui de ses craintes. Plus tard il mettra tout en œuvre pour dissimuler sa fatale habitude, et il semble ainsi que toutes les circonstances favorables se trouvent réunies, que tous les éléments sont conjurés pour enliser le morphinomane et le précipiter plus avant dans le gouffre.

X. — *Les arguments du morphinomane.*

Au moment d'ailleurs où sa famille tentera de réagir, écoutez les arguments qu'il oppose à ses amicales remontrances : je souffre et la morphine est seule capable de calmer ma douleur ; — j'ai besoin de fournir chaque jour une certaine somme de travail ; sans morphine je demeure inerte, mon cerveau et mes muscles sont frappés d'impuissance. Il vous tiendra le raisonnement suivant : Dans notre société moderne, où le niveau intellectuel et sensitif est surélevé, ceux qui restent livrés aux seules ressources de leurs énergies spécifiques sont fatalement moins productifs que ceux dont les centres nerveux sont mis en vibration artificielle par des excitants. Il citera des exemples : voyez un tel : s'il ne buvait pas, il serait condamné à l'inaction ; tel autre ne se soutient qu'à l'aide de café, de thé pris en grande quantité : un troisième fume beaucoup ; au tabac il doit ses plus heureuses inspirations. Moi je ne bois pas, je ne fume pas, je ne fais aucun excès, la morphine me tient lieu d'alcool, d'excitant nécessaire, et à l'heure qu'il est il est trop tard pour que je songe à m'en séparer. Heureux encore quand il n'accuse pas sa famille, ses amis, d'être la cause de sa funeste habitude.

C'est que le morphinomane a lu tous les livres scientifiques ou littéraires qui ont paru sur la morphinomanie : il connaît son intoxication sur le bout du doigt : mais il la connaît mal, parce que comme tout passionné, il n'a pris dans ses lectures que ce qui lui paraissait agréable et a passé rapidement sur les maux si nombreux qu'entraîne, à sa suite, l'intoxication morphinique. Une certaine littérature à la portée de toutes les intelligences se vante aujourd'hui de vulgariser les questions scientifiques les plus ardues : elle s'adresse au bourgeois, à l'ouvrier, et tombe entre les mains les plus disparates. Les questions médicales d'ailleurs, il faut le reconnaître, n'ont jamais tant passionné le grand public que de nos jours, mais encore est-il nécessaire qu'elles soient traitées par un médecin, et je vois à grand regret des écrivains distingués se fier à leur imagination pour interpréter, tout en leur donnant un faux vernis scientifique, des sujets, des observations, que l'élite du corps médical est à peine apte à expliquer. Je hausse les épaules et un sourire de pitié devrait toujours accueillir ces dangereux essais. Il n'en est point ainsi, malheureusement, et le danger est grand de voir certaines opinions de gens passant pour intelligents, se former, s'établir, à l'aide de pareilles dissertations.

Différente, mais aussi fausse est une certaine littérature s'adressant à la classe cultivée et instruite. Elle n'est pas moins dangereuse, et je sais telles pages écrites par nos maîtres actuels dans le roman, qui ont dû faire plus pour le développement de la morphinomanie que plusieurs des autres causes de chute réunies. Ce qu'on y lit entre les lignes est encore plus pernicieux que ce qui s'y trouve écrit. Il n'est point utile de les citer, vous avez comme moi leurs noms présents à l'esprit, et à d'autres pages, ils ont charmé le loisir de nos heures d'inaction, de cette inaction si dangereuse conseillère de beaucoup de vices et en particulier de la morphinomanie. Ils ont engourdi notre douleur morale, calmé nos souffrances physiques : ils nous ont aidé à supporter le fardeau de la vie. N'est-ce pas là ce que demande à la morphine celui qui se voue à elle comme d'autres jadis se donnaient au diable. Et c'est justement en raison de cette affinité plus directe qu'on ne le croirait, entre le livre qui console et les tentations qu'il suggère que les passages auxquels je fais allusion sont particulièrement funestes et dangereux.

XI. — *Ne pas souffrir.*

Et puis notre système nerveux plus affiné que celui de nos pères, ébranlé par plus d'incitations extérieures, a acquis une sensibilité plus délicate, — centuplée si l'on se reporte à des âges éloignés. Il réagit à la souffrance avec une intensité tellement violente que le plus léger endolorissement nous devient insupportable. Voyez avec quelle faveur sont accueillis les médicaments qui combattent la souffrance et procurent le repos et le bien-être. Tous les remèdes découverts et proposés dans ces dernières années tendent vers un but unique : la morphine en premier lieu, le chloral, le bromure, l'antipyrine, l'acétanilide, le sulfonal, et tant d'autres, dont l'énumération serait trop longue.

Le morphinomane, véritable enfant du siècle, cède, lui plus que les autres, à ce besoin de notre race affaiblie : ne pas souffrir. Lui va plus loin, il dépasse le but, il demande au remède non pas seulement l'abrogation de la douleur, mais l'exaltation de ses facultés sensibles, l'acuité du plaisir succédant à l'énervement de la souffrance, jusqu'à ce que la nécessité de ce médicament qui s'impose au corps se soit établie. Car la morphine se substitue à la vie elle-même, dans une certaine mesure ; elle remplace pour un temps, comme nous le verrons dans la suite de cet ouvrage, l'énergie autonome qui prend sa source dans les actions moléculaires de chaque cellule de notre organisme, si bien que des enfants intoxiqués dans le sein de leur mère y sont devenus morphinomanes, et qu'à leur arrivée dans le monde il fallut leur donner un peu d'opium pour qu'ils ne fussent pas privés trop brusquement de leur stimulant nécessaire.

XII. — *Morphinomanes par persuasion.*

Si bien encore que des jeunes gens, suggestionnés par leur entourage, se laissant faire, soit par intimidation, soit à l'aide de promesses alléchantes, quelques premières piqûres, sont devenus les tributaires et les esclaves de la morphine, alors qu'ils ne soupçonnaient avant leur imprégnation, aucune de ses propriétés.

Cette catégorie de morphinomanes mérite d'être signalée parce que l'habitude toxique leur a été pour ainsi dire imposée. Je veux parler des morphinomanes par persuasion.

Il n'est pas si rare qu'on le suppose de rencontrer de jeunes sujets, ou des adultes absolument ignorants du danger auquel on les expose, accepter par persuation prosélytique de se laisser pratiquer une piqûre. Si ce premier pas dans la voie fatale est l'occasion d'obnubilation intellectuelle, de douleurs physiques : malaise, vertiges, vomissements, ils ne se prêteront plus à de nouvelles manœuvres sur la foi de l'imprudent et coupable conseilleur. Mais si, par malheur, les effets du premier contact morphinique se sont traduits par cette trompeuse excitation générale qui ne va pas sans quelque secrète jouissance, le prurit de la ressentir à nouveau se manifestera impérieusement ; les piqûres seront renouvelées et la morphinomanie dès ce jour compte une victime de plus.

J'ai appelé cette morphinomanie : *la morphinomanie des innocents* par comparaison avec la « syphilis insontium ». Le type de cette forme, la plus digne de notre pitié, c'est l'imprégnation morphinique du fœtus dans le sein de sa mère.

Car il est acquis aujourd'hui, à la science, qu'on naît morphinomane. La mère morphinomane pendant le cours de sa gestation transmet à l'enfant non seulement l'intoxication morphinique, mais l'habitude, le besoin impérieux et tout à fait remarquable, dans l'espèce, de l'excitant artificiel dont se servait la mère.

Aussi l'usage s'est-il répandu et je ne puis que le conseiller en y insistant, de ménager cette susceptibilité innée de l'enfant créée en lui par l'habitude morphinique de sa mère. On lui administrera sans crainte d'accident une goutte de teinture d'opium chaque jour ou davantage si c'est nécessaire, quitte à diminuer progressivement, insensiblement, sitôt que son appétit sera bien établi et que les forces générales permettront d'entreprendre la cure de cette morphinomanie imposée.

Je n'ai point besoin de signaler les dangers auxquels l'enfant est exposé dans ce cas, ni la fréquence des avortements chez les mères morphinomanes : cette question fort intéressante se trouve traitée plus loin, au chapitre IV.

La morphinomanie des innocents est très démonstrative en ce sens qu'elle nous fixe sur la réalité des trois états qu'on retrouve chez tous les intoxiqués par la morphine.

Dans le premier état, on constate, soit l'indifférence pour le poison, — manque de réaction, inertie du système nerveux, — soit une révolte de l'organisme se traduisant par des vomissements, des vertiges, un état de malaise profond. Il est rare que la première piqûre produise cette sensation de béatitude qui constitue le fond bienfaisant du second stade, lequel est court en général et fait vite place au troisième état, définitif celui-là, suzerain impitoyable du morphinomane, despote absolu, tyran implacable, qui domine et subjugue à ses caprices le malheureux devenu son esclave.

Certes, le tableau pourra sembler noirci : je me suis appliqué à peindre la réalité, cependant, telle que je l'ai vue, constatée, touchée du doigt et ceux que le monstre retient dans ses griffes ne me démentiront pas. Ils me liront, j'en ai la certitude ; aucune publication sur le sujet qui leur est d'un intérêt toujours plus puissant, n'échappe à leur curiosité. Qu'ils élèvent la voix pour protester, si j'ai forcé la note !

Leur responsabilité d'ailleurs est-elle entière ? N'ont-ils pas été victimes presque inconscientes de la fatalité contre laquelle leurs efforts se sont heurtés impuissants ? Peut-être est-ce là leur excuse devant les objurgations de leur famille, les sollicitations de leurs amis l'ostracisme de la société qui voit plus en eux des vicieux que des malades.

A nous de dégager quelle part cette fatalité a prise dans leur empoisonnement passionnel : dans quelle limite c'est leur droit de revendiquer une certaine impuissance à remonter le courant qui les entraîna. Tel sera l'objet du chapitre qui suit dans lequel nous examinons : 1° s'il existe des prédisposés à la morphinomanie ; 2° en quoi consiste cette prédestination.

XIII. — *Morphinisme ou morphinomanie.*

Tous les auteurs se sont efforcés d'établir une délimitation exacte entre la valeur des expressions : *morphinomane* et *morphinique.*

L'assimilation de ces termes avec ceux employés dans la description d'habitudes passionnelles voisines de la morphinomanie a semblé au premier abord extrêmement facile. Morphinomane est devenu, dans cette nomenclature improvisée, l'analogue de dipsomane, et morphinique celui d'alcoolique.

Dans la pratique, les choses ne sont point aussi simples et l'analogie des mots n'est pas complète.

Le dipsomane est un malade habituellement sobre, en dehors *d'accès impulsifs* qui le poussent à absorber comme malgré lui et sous l'influence irrésistible d'une force supérieure à sa volonté, des doses souvent considérables de liqueur alcoolique. Dans sa frénésie aveugle, il boit aussi bien de l'alcool pur que de l'eau dentifrice, de l'alcool de menthe ou de l'eau de Cologne. C'est assez dire qu'il a perdu momentanément, toute direction de lui-même et toute puissance sur ses déterminations ; que la conscience de ses actes lui manque et que l'examen réfléchi lui fait défaut. Observez-le en dehors de ces phases orageuses qui le transforment pour quelques heures, vous le verrez apte à diriger ses affaires, parfaitement raisonnable, regrettant amèrement les désordres de son existence, et suppliant qu'on le guérisse de ses fatales impulsions.

L'alcool ne détermine pas chez lui ce prurit intense,

qui porte le morphinomane à recommencer sans cesse ses excès; il ne provoque pas ce besoin impérieux qui, par sa répétition, devient rapidement une habitude exigeante. L'alcool ne crée pas chez le dipsomane, cette nécessité du poison qui appelle le poison, puisqu'il reste souvent des mois, des années même, sans tremper ses lèvres à un liquide alcoolique, car de très longs intervalles séparent quelquefois chaque accès impulsif chez le dipsomane : au lieu que le morphinomane répète incessamment ses piqûres même dès le début de l'habitude.

Enfin le syndrome épisodique qu'on nomme la dipsomanie est bien réellement d'origine psychique, tandis que le besoin de morphine dérive d'un état physiologique, somatique. Il n'est pas seulement l'expression d'une impulsion de l'esprit, il procède aussi d'une nécessité physique et participe plutôt de cette dernière que de l'autre.

Ainsi, différentes d'origine, ces deux névroses, dont l'une est continue et l'autre intermittente, sont encore plus dissemblables dans leurs effets. Comment affirmer leur similitude? Elle ne pourrait être fondée que sur un seul caractère : le terrain d'origine souvent commun. Il n'est pas suffisant à la justifier.

Il existe plus de points de contact entre la morphinomanie et l'alcoolisme : aussi a-t-on proposé de substituer l'appellation de *morphinique* à celle de *morphinomane*.

Ici encore le rapprochement ne saurait être exact; l'alcoolique est, il est vrai, incité à boire dans le but, soit de satisfaire un appétit, soit de se donner des forces, mais aucun caractère impulsif ne se révèle dans ses habitudes. Il n'est pas question chez lui de besoin

impérieux : c'est un gourmand ou un fatigué. Privons-
le de son poison habituel : il s'ensuit une période de
malaise, je le veux bien, mais qui n'est en rien comparable à la fureur déployée par le morphinomane en
vue de satisfaire une habitude devenue une impérieuse
nécessité, et dont la non satisfaction provoque un état
pathologique inquiétant.

Pour me résumer, l'analogie entre les termes morphinomane et dipsomane, alcoolique et morphinique,
assez nette sous certains rapports, n'est point assez
complète pour être acceptée, l'alcool ne créant pas
dans l'économie ce *besoin* que nous verrons être le
point de départ et la cause première de l'habitude de
la morphine.

Jusqu'à nouvel ordre il convient de garder, pour désigner la passion morphinique, le terme fort impropre,
j'en conviens de *morphinomane,* qui se rapproche le
plus de la vérité et indique par sa terminaison l'impulsion morbide qui est le fond de la maladie des malheureuses victimes de la morphine. Je lui substituerai
souvent celui d'*habitué de la morphine,* qui est infiniment plus juste, mais qui présente le désagrément
d'être plus long et moins euphonique.

CHAPITRE II

LES PRÉDESTINÉS DE LA MORPHINOMANIE.

I. —· *Les paradis artificiels.*

A une époque encore rapprochée de nous, le rôle si important que jouent, chez les peuples orientaux, les poisons enivrants, provoquait l'étonnement et la curiosité ; nos pères restaient stupéfaits à la pensée que plusieurs centaines de milliers d'hommes étaient en proie à l'esclavage de l'opium.

Les campagnes de Chine initièrent sur place nos soldats à cette mystérieuse passion. Quelques-uns d'entr'eux s'y livrèrent même, et continuèrent, une fois rentrés en France, l'habitude contractée en Extrême-Orient. Ils ne firent point d'adeptes malgré une certaine ostentation de leur part. L'usage de la pipe répugnait : les difficultés qui entourent la préparation nécessaire à l'acte de fumer, le manque d'opium spécial ne permettaient pas à ce vice de s'introniser en Europe.

Certes, nous nous sommes largement rattrapés depuis lors, et médecins et moralistes se demandent avec effroi s'il nous reste quelque chose à envier aux Orientaux, au point de vue de la production des ivresses artificielles.

Dans tout l'univers, l'alcool, porté par les progrès de la civilisation, règne en maître. L'Oriental commence à délaisser l'opium pour se griser de rhum et de cognac, sous le prétexte qu'il ne saurait faire mal, puisque ni l'un ni l'autre n'étaient inventés au temps du Prophète, tandis qu'il s'abstiendra de prendre du Champagne ou du Bordeaux, interdits par le Coran. L'absinthe décime en les empoisonnant, les peuplades sauvages des pays nouvellement conquis. L'Amérique a ses théistes, — abus de thé — ses naphtomanes, ses cocaïnomanes, l'Irlande ses buveurs d'éther. La morphinomanie a envahi le Nouveau-Monde et elle étend ses épouvantables ravages sur toute l'Europe. L'Allemagne, l'Angleterre, la France sont devenues sa proie.

Il suffit de jeter un coup d'œil autour de soi pour constater quel rôle immense jouent dans notre société les excitants de toute nature. L'alcool se débite partout en quantité invraisemblable. Les quartiers élégants regorgent de cafés : à chaque porte dans les grandes cités populeuses s'offre le comptoir d'un marchand de vins. C'est là que l'ouvrier va chercher quelquefois l'ivresse, toujours la puissance d'action qui fait défaut à ses muscles; c'est là que les intellectuels puisent l'énergie cérébrale nécessaire à leurs travaux.

Bacchus est un dieu toujours jeune et la recherche de ses faveurs est de toutes les époques. Les générations qui nous ont précédés, comme celle à laquelle nous appartenons, lui demandent la stimulation nécessaire pour lutter contre les difficultés de la vie et les poètes de tous les âges, depuis le vieil Anacréon jusqu'à notre moderne Alfred de Musset, lui ont souvent dû la meilleure partie de leurs inspirations (Ball).

Chaque année, la quantité d'alcool consommé va en augmentant d'une façon inquiétante. Il constitue moins, à la vérité, un poison de luxe qu'un élément de sustentation, et nous devons le considérer comme un poison de soutien, dans la généralité des cas.

Telle la cigarette de l'écrivain, le café du penseur, en un mot, tous les agents qui sollicitent l'activité automatique du cerveau, qui provoquent des associations d'idées introuvables à l'état de pondération et d'équilibre des facultés, qui surexcitent l'énergie des fonctions intellectuelles et sensitives.

II. — *Les forces factices.*

Nous péchons tous contre les éternelles et immuables lois de la nature ; tous nous sommes plus ou moins à la recherche de dynamie musculaire ou cérébrale, et la faveur qu'obtiennent dans le public les mille et une préparations pharmaceutiques qu'on désigne sous le nom général de *reconstituants*, nous démontre assez combien cette recherche est devenue une préoccupation générale, et fait l'objet d'un universel souci. La faveur dont a joui la découverte récente de Brown-Séquard, qui devait provoquer au dire de son inventeur des forces inconnues sur les organismes débilités, en est un puissant témoignage.

Serions-nous donc moins forts que nos pères, et les générations qui nous ont précédés auraient-elles absorbé à leur profit les forces vives, le stimulus normal qui nous manquent et que nous devons emprunter à des procédés artificiels ? Peut-être ; les guerres du commencement de ce siècle ont assurément enlevé à la reproduction de la race les sujets les plus robustes. Les doctrines médicales les plus funestes, les saignées répétées, la médication antiphlogistique, comme on l'appelait, n'ont pu que contribuer à affaiblir la génération qu'elles frappaient. La nôtre qui en est née en souffre encore.

Elle en souffre d'autant plus qu'elle ne trouve pas en son milieu même, les éléments de reconstitution qui lui font défaut. Elle ne saurait s'améliorer, se fortifier, parce que trop de causes convergent vers son affaiblissement et tendent à sa dégénérescence. Ai-je besoin de citer le défaut d'allaitement maternel si répandu de nos jours, qu'il constitue un véritable danger pour le premier âge, — l'internat des collèges, et le surmenage cérébral auquel on y habitue les jeunes cerveaux, sans parler du surmenage physique qu'on y impose sous le prétexte d'exercices corporels nécessaires. Le service militaire, étendu à tous, produit les plus détestables effets au point de vue de la repopulation. Les meilleurs sujets les hommes les plus vigoureux, dans toute la puissance de leurs aptitudes génératrices, sont par la loi militaire, tenus éloignés de leur foyer, dans l'une des périodes où la plénitude des ressources viriles est susceptible de fournir les plus beaux rejetons. A son retour au pays, le soldat, à supposer qu'il n'y rapporte aucune affection diathésique, entraînant l'infécondité, a contracté à la caserne des habitudes de perversion morale et de nécessité alcoolique auxquelles il mettra de longues années à se soustraire, car elles portent avec elles, ces dernières du moins, un besoin physiologique plus ou moins impérieux. Voilà un des motifs les plus sérieux de l'étiolement de la race, une des causes déterminantes le moins contestable de l'appauvrissement de notre sang.

Or, quand le sang a perdu sa puissance rénovatrice, quand il a cessé d'être le « moderator nervorum » de l'antique école, quand l'énergie nutritive est frappée de retard, d'alanguissement ou de perversion la porte de notre organisme se trouve ouverte à tous les excès dont le but est de le stimuler, de surexciter son action, et de raviver sa vitalité défaillante.

Les échanges nutritifs intra-moléculaires qui ont pour laboratoire et appareils les minuscules cellules qui en se multipliant en nombre infini et en s'anastomosant par catégories, constituent les diverses parties de notre corps, ces échanges nutritifs entretiennent la vie; ils la dégagent, de même qu'une réaction chimique *in vitro* dégage de l'énergie électrique. Quand leurs réactions propres sont au-dessous de la normale, le niveau général de la vie baisse parallèlement et pour le relever, nous nous adressons à des moyens artificiels que le hasard ou la science nous ont désignés comme des stimulants.

Pas un de nous n'échappe complètement à cette nécessité de la civilisation qui, suivant un cercle vicieux, contribue en retour à nous énerver et à nous affaiblir.

Mais tandis que la plupart d'entre nous trouvent la satisfaction de ce besoin dans une légère dose d'alcool, sous forme de vin, par exemple, dans un cigare unique, à la fin de chaque repas, dans la tasse de café quotidienne, d'autres, — la grande minorité, à coup sûr, ne relèvent leur énergie défaillante qu'à l'aide de doses plus considérables de ces mêmes excitants, ou demandent à de plus puissants le bien-être ardemment cherché.

Il y aurait un long et intéressant chapitre à écrire sur les ravages produits dans le système nerveux de nos contemporains par un certain alcoolisme médicamenteux, dont les spécialités pharmaceutiques, sous forme de vins, élixirs... ne sont pas innocentes. Le vin et l'alcool trouvent dans les officines de nos pharmacies modernes une large place et le malade affaibli est trop enclin à user du vin tonique, à l'aide duquel il se remonte, insoucieux de la dépression consécutive et inévitable qui le guette de près.

Les victimes de cette médication incendiaire ne vont jamais jusqu'à l'ivresse ; leur recherche du bien-être et de la tonicité générale de l'organisme, ne va pas au delà de cette période prémonitoire tant recherchée pour les délicieuses impressions qu'elle procure et la sensation d'énergie qu'elle communique à tout l'être. Ces doses trop souvent croissantes d'alcool semblent bientôt un élément adventice indispensable à la vie elle-même et il ne devient plus possible à celui qu'elles relèvent et soutiennent de s'en passer.

Ceux-là ne recherchent pas seulement à la vérité le relèvement de leurs forces insuffisantes, à accomplir la tâche. Ils ont pour but des jouissances imaginatives, l'ivresse spéciale, que provoquent à un plus ou moins haut degré ces agents d'exaltation psychique.

Les buveurs d'éther d'Irlande appartiennent à cette dernière catégorie d'ivrognes.

Un médecin anglais vient de faire une intéressante enquête sur cette manie propre à l'île sœur. Les débuts de l'éthérisme paraissent remonter à 1840, au temps où le Père Matthews prêchait contre l'alcool. Ce qui est certain, c'est que c'est surtout dans les populations catholiques que ce vice est répandu. On reconnaît la religion d'un paysan irlandais à l'odeur de son haleine ; s'il sent l'alcool, c'est un protestant ; s'il sent l'éther, c'est un catholique. Ceux qui n'ont pas d'opinion religieuse bien arrêtée boivent sans doute le whisky et l'éther mélangés.

Il y a dans le nord de l'Irlande des cabarets d'éther, comme il y a ailleurs des cafés et des brasseries. Là, pour deux sous, on a sa dose d'éther, dix à quinze grammes. Dans un village deux de ces cabarets en ont débité dans une année près de cinq mille litres. Tout le monde boit, d'ailleurs, hommes, femmes, enfants. Les jours de marché, le long des routes, l'air est empesté de vapeurs éthérées. Les wagons de chemins de fer, dans tout le pays, sont imprégnés d'éther.

On boit l'éther pur, par petits verres de 10 à 15 grammes; avant et après, ceux qui n'ont pas encore l'habitude avalent une gorgée d'eau pour atténuer la sensation de brûlure. Mais les vieux buveurs se passent fort bien de cette précaution et arrivent à prendre 150 grammes d'éther d'un seul coup; ils absorbent ainsi jusqu'à un demi-litre en trois ou quatre fois.

A petite dose, l'éther produit une ivresse assez agréable, une sensation de bien-être et de gaieté. A forte dose, il amène une excitation violente, une salivation profuse et des éructations; la face se congestionne, puis devient d'une pâleur livide; les buveurs ont une douleur vive, brûlante, au creux de l'estomac; ensuite à l'excitation maniaque succède un état de stupeur qui se dissipe du reste assez rapidement.

Ce qui distingue l'ivresse éthérée de l'ivresse alcoolique, c'est la rapidité avec laquelle elle se produit et se dissipe. Ceci permet au buveur de renouveler plusieurs fois par jour la sensation qu'il recherche. Un buveur d'éther peut être ivre une douzaine de fois par jour.

A la longue l'éthérisme détermine un état assez analogue à l'alcoolisme, de la gastrite chronique, du tremblement, des troubles cardiaques, de la prostration nerveuse. La tendance aux querelles, aux violences, aux crimes, est la même que chez les alcooliques, et les morphinomanes. En France, l'éthéromanie est fort rare ; on ne l'a observée jusqu'ici que chez quelques femmes.

En Angleterre, l'usage de tous les excitants thérapeutiques a fait également des progrès inquiétants.

Les femmes anglaises du meilleur monde ont parfois au fond d'une armoire, pour consolateur secret, un flacon d'alcool, auquel elles ont recours dans toutes les difficultés de la vie. L'usage de l'opium en particulier s'est considérablement accru, depuis que l'intempérance a diminué avec la fermeture de bonne heure des *public-houses*. Les pharmaciens des villages miniers l'affirment unanimement : il en est ainsi, d'ailleurs, non seulement pour l'opium et le laudanum, mais pour le chloral, le chloroforme, l'éther, la chlorodyne, qui sont absorbés aujourd'hui en quantité considérable.

Tous ces poisons tiennent en réserve des forces factices qui se développent au sein de l'économie par leur contact avec les éléments constitutifs de notre être. A faible dose, ils soutiennent les affaiblis et relèvent les défaillants ; à dose massive, ils provoquent l'ivresse, le bonheur imaginatif tant recherché.

Qu'il s'agisse d'alcool, d'éther, d'opium ou de morphine, le mécanisme de l'intoxication passionnelle est le même.

Les faibles, les désarmés dans le rude combat de l'existence, sont seuls frappés et seuls victimes. Acquise ou héréditaire, créée par leur faute ou innée, une tare pèse sur eux ; la pression manque à leur système nerveux, comme à une machine dont le foyer est insuffisant ou la vapeur trop rare. Le foyer central de la vie, les combustions intimes, les oxydations profondes qui sont l'image exacte du foyer sont ralentis et les phénomènes physico-chimiques qui donnent naissance à l'énergie vitale — n'est-ce point la représentation fidèle de la pression du générateur ? — ne sont pas assez intenses pour la production des forces nécessaires à la dépense quotidienne.

La nutrition altérée, ralentie, voilà je crois le terme irréductible auquel il convient de ramener en dernière analyse cette appétition déraisonnable et invincible pour les excitants de toute nature, qu'ils rentrent dans le domaine de l'alimentation ou qu'ils soient du ressort des préparations pharmaceutiques.

III. — *Les déséquilibrés.*

Je veux bien admettre qu'il se produise, dans certains cas de morphinomanie au début, un élan de curiosité qui pousse les prédestinés à rechercher avidement des sensations nouvelles ; que l'attraction de l'inconnu puisse prendre une certaine part de responsabilité dans le développement de la passion future. Mais chez qui rencontrons-nous ces tendances originales, excentriques ? quelles sont les victimes ordinaires de ces sortes d'impulsions pathologiques vers les jouissances anormales, vers les plaisirs artificiels que l'ordre naturel des choses est insuffisant à provoquer, et dont l'excès de civilisation porte seul le secret mensonger ? Qui se laisse tenter par les charmes trompeurs de la sirène enchanteresse ?

Des malades, des énervés, des névrosés de tout ordre chez qui le désir revêt immédiatement le caractère irrésistible qui conduit aux désordres de la folie et aux inconséquences de toute nature. Cette tare héréditaire dont je parlais tout à l'heure a enfanté la dégénérescence, c'est-à-dire la faiblesse native, l'impuissance générale de l'esprit et du corps, et toutes leurs conséquences désastrueuses à une époque où les forts arrivent seuls, où le jeu des coudes est nécessaire dans la foule, où la lutte, le *struggle for life* est énergique et féroce.

Elle a créé des débiles irritables, avec toutes les conditions malsaines qui conduisent à la morphinomanie : recherche de l'inconnu, besoin d'excitation intellectuelle ou physique, tendances à l'imitation, suggestionnabilité, impressionnabilité exquise, impulsions invincibles.

Ne trouvons-nous pas réunies dans ce tableau rapide et trop réel, toutes les tendances qui paraissent nécessaires et sont suffisantes à engendrer la passion de la morphine? suffisantes aussi à créer tous ces appétits artificiellement développés qui sont l'expression du tempérament, ou idiosyncrasie spéciale, appétits pathologiques, besoin décadent de dégénérés héréditaires, à qui le souffle manque pour gravir la côte de la vie.

Le papillon du soir se brûle les ailes à la lumière de nos lampes; l'oiseau de mer vient se briser les membres contre les lentilles du phare dont l'éblouissant éclairage l'a étourdi et fasciné. Le candidat à la folie aime les fous et s'en rapproche. Il est intéressé par ce qui se passe au dedans des grilles et l'odeur du cabanon l'attire. De même le prédestiné à la morphinomanie s'intéresse à l'arsenal, aux écrits, à tout ce qui concerne la despotique habitude. Malheur à lui, quand ces écrits ne traduisent pas une expression fidèle de la vérité toute nue, et quand à la lueur de la raison guidée par l'observation attentive, elle ne donne pas toutes les ombres d'un tableau où quelques clairs sont à peine entrevus à l'aide du tout-puissant effort d'une imagination déréglée.

Et cet entrainement maladif que nous verrons plus loin s'emparer de l'individu, et le saisir tout entier, sur quelle nature pourrait-il avoir prise, si elle n'était déjà viciée, altérée par un véritable état pathologique préexistant? N'est-il point déjà marqué du sceau de la déchéance l'organisme qui ne sait opposer à l'envahissante passion ni la barrière de la réflexion, ni la digue résistante du bon sens, — qui l'accepte sans discussion, souvent, sans examen, sans ce retour de la conscience qui lui devrait hurler impérieusement: halte-là !

IV. — *Les héréditaires.*

La dégénérescence mentale ne s'affirme-t-elle pas en manifestation éclatante chez cet infortuné qui sciemment court à sa perte, qui se jette tête baissée au fond du précipice ou qui, lancé sur la pente glissante, est impuissant à se raccrocher aux branches qui lui tendent un secourable appui.

Rien n'est plus intéressant que la connaissance des *antécédents héréditaires* chez les morphinomanes. Le père et la mère paraissent prendre une part égale dans la prédisposition de leur descendant : du côté de la mère on observe, le plus souvent, des phénomènes nerveux, depuis la simple bizarrerie et l'excentricité, jusqu'à la folie. L'hystérie, on le pense bien, domine ordinairement la scène ; convulsive ou non, elle s'affirme et son diagnostic rétrospectif s'impose, la plupart du temps quand il n'a pas été pleinement confirmé par des preuves irréfutables.

Du côté paternel on trouve le plus souvent cette sorte de diathèse si particulière qui fait de certaines familles, de certains sujets des *cérébraux*. Ma situation exceptionnelle à cet égard, m'a permis d'observer de nombreux cas de morphinomanie. Coïncidence singulière à laquelle j'attribue une valeur bien supérieure à celle d'un pur effet fortuit de hasard ! Pas un n'échappait à cette remarquable circonstance, que j'arriverais volontiers à considérer comme une loi, si les observations, négatives sur ce point, de mes confrères ne venaient infirmer dans certains cas, mes constatations.

Chez tous les morphinomanes que les circonstances m'ont permis de soigner, la même tare paternelle fut retrouvée par moi. Le père était, chez tous, un cérébral; ou bien il avait été frappé d'une attaque congestive, apoplectique qui l'avait enlevé, ou bien des troubles paralytiques, d'origine centrale, le tenaient cloué sur son lit.

L'un de ces ascendants avait succombé dans une maison de santé, aux suites d'une paralysie générale : un autre frappé d'hémorrhagie cérébrale et de ramollissement consécutif, dans un état d'anéantissement complet des facultés intellectuelles et sensitives, la mémoire détruite, devenu gâteux, se consumait sur un fauteuil dans un état de démence absolue.

Quant aux collatéraux, la vérité est qu'ils se montrent ordinairement fantasques, mobiles, excentriques. La passion de l'alcool, du tabac, les envahit quelquefois, comme j'en ai eu deux exemples.

V. — *La jeunesse des morphinomanes.*

Ainsi frappés dès leur naissance, la prédestination héréditaire de nos morphinomanes, ne tarde point à s'annoncer : rien n'est plus instructif à cet égard que de fouiller dans leurs commémoratifs personnels. Nous y trouvons toujours les anomalies physiques ou mentales que tous les traités signalent comme appartenant à la dégénérescence individuelle. La jeunesse des morphinomanes est pleine d'intérêt pour notre étude.

Chez quelques-uns, j'ai trouvé des désordres nerveux précoces, survenus dans le premier âge, convulsions, strabisme. Certains avaient vu leur première jeunesse empoisonnée par des affections graves d'origine strumeuse, troubles divers de nutrition qui avaient déterminé dans leur économie un état d'alanguissement général, avec pâleur des tissus, amaigrissement, vertiges habituels. Plus tard, devenus adolescents, leur système musculaire manifestement en retard les rendait incapables de se livrer à un exercice violent. Ils souffraient de peurs nocturnes, d'incontinence d'urine : leur cœur vite surmené, provoquait un essoufflement rapide.

Leur intelligence souvent vive et capable de mener à bien les travaux nécessaires aux carrières libérales ne paraît, en général, point atteinte. Mais le fond de leur caractère est empreint de tristesse : l'entrain leur manque et ils semblent, même à la fleur de l'âge, voués à une éternelle mélancolie. Enfants, ils sont souvent livrés aux pratiques solitaires ; ils ne partagent point les jeux de leurs jeunes camarades : plus tard l'effervescence des passions ne se fera pas sentir. Dans l'une et l'autre étape de la vie, ils auront eu des élans spontanés et violents d'expansion, des bouffées de folle gaîté encadrée dans de longues journées de mutisme et de tristesse. Leur caractère est insupportable, ombrageux, ils sont irascibles, emportés, insubordonnés.

Voilà ce que m'ont permis de juger les confidences qui me furent faites de vive voix, et les observations rapportées par les auteurs qui ont avant moi abordé le sujet que je traite. De ces diverses sources, j'ai pu me convaincre aussi que les souffrances nerveuses et instables qu'on rapporte à la neurasthénie sont la règle chez les prédestinés, et que celle-ci forme comme un terrain commun sur lequel se plaisent à évoluer les processus de la morphinomanie. Les migraines, les troubles variées de la sensibilité générale, les altérations diverses des sens, les insomnies, les rêvasseries, la torpidité cérébrale, l'inertie de la pensée, ou bien souvent encore, ses habitudes d'automatisme, son allure volontaire et insoumise se rencontrent neuf fois sur dix chez les intoxiqués chroniques par la morphine.

Tous ces désordres ne sont point le fait de l'alcaloïde : ils ont précédé l'habitude passionnelle, et, loin d'en être l'effet, ils en ont été le point de départ ou la cause. A cet égard, de nombreuses discussions se sont élevées au sein des sociétés savantes.

VI. — *Les hystériques.*

Je me souviens d'une communication faite à la Société médicale des hôpitaux, au mois de mai 1890, par M. Jules Voisin, dans laquelle ce médecin distingué exposait, d'une façon fort intéressante, les rapports de l'hystérie avec le besoin *vital* de morphine. Il rapportait deux observations de morphinomanie en concomitance avec les désordres spéciaux, caractéristiques de la grande névrose. Il s'agissait d'un homme et d'une femme, qui présentaient outre les stigmates de l'hystérie, de grandes attaques convulsives. Pendant tout le temps de leur intoxication, ces malades furent indemnes de tout accident névropathique, mais aussitôt que la privation de morphine les rendait à leur état habituel, des ébauches d'attaques survenaient, pour disparaître sous l'influence de la piqûre.

De cette observation rigoureusement exacte, il ressort clairement que l'hystérie avec ses manifestations si spéciales, existait antérieurement aux habitudes morphiniques et que les symptômes nerveux qu'on aurait pu, faute d'exactitude dans l'expérience, rattacher à la passion toxique, ne relevaient que de la névrose et d'elle seule.

Ce sentiment de malaise général, d'inquiétude, d'anxiété habituelle parfois, qui est un des caractères prédominants de l'hystérie, était porté à son comble chez les deux malades observés par M. J. Voisin, et la morphine le combattait victorieusement. L'idée du soulagement apporté par l'alcaloïde devint fixe, à un moment donné, et l'obsession apparut avec son angoisse propre et son irrésistibilité.

D'ailleurs, il faut convenir de ce fait que l'erreur commise par les auteurs différents qui ont attribué à la morphinomanie le pouvoir de développer et provoquer les phénomènes de l'hystérie, est plus apparente que réelle. Tous ceux qui ont soigné des morphinomanes savent que la période d'abstinence, c'est-à-dire la privation de piqûres, qu'elle soit amenée graduellement, ou brusquement provoquée, entraîne toujours, à sa suite, un cortège de désordres nerveux qui se rattachent directement à l'hystérie. Dira-t-on que le poison morphinique a suffi à créer chez ces malades, de toutes pièces et par sa seule action, la névrose, ou bien qu'il n'a fait que révéler, que produire en pleine lumière, des phénomènes préexistants, à l'état latent, tenus jusque-là dans l'ombre, qui ne demandaient pour se produire et éclater, qu'une occasion favorable, que le concours d'un agent extérieur.

Ceci me ramène à mon point de départ : la morphinomanie ne s'accompagne de désordres nerveux, hystériformes, si manifestes, qu'à raison de cette vérité, par moi surabondamment démontrée, qu'elle évolue, huit fois sur dix, sur un terrain prédisposé. En un mot, sur dix morphinomanes, il faut s'attendre à trouver huit hystériques convulsifs ou non, soit que les caractères psychiques prédominent, soit que les stigmates physiques soient plus développés et accaparent la scène.

Il existe aujourd'hui un entraînement irréfléchi à considérer certaines intoxications, comme autant d'agents susceptibles de produire l'hystérie de toute pièce. Je crois qu'il est prudent de résister aux empiètements de cette idée théorique. On a mainte fois accusé la morphine de développer l'hystérie, là où elle ne faisait que révéler son existence jusque-là tenue mystérieuse — comme le bain spécial décèle l'image sur la plaque photographique. La névrose préexistait à l'intoxication morphinique, et si l'attention eût été dirigée préalablement sur sa recherche, on aurait trouvé chez le candidat à la morphinomanie, chez le *prédestiné*, quelques-uns des troubles si pathognomoniques de la sensibilité générale ou spéciale, hémianesthésie, rétrécissement du champ visuel, dyschromatopsie, anosmie, surdité, points hystérogènes, etc.

La question de terrain prime tout, disait Lasègue, quand il s'agit d'un intoxiqué. Il avait cent fois raison. Dégénéré, hystérique, neurasthénique sont des termes qui par certains côtés, rattachent des êtres, fort disparates en apparence, à une même origine et en font dans la vie ordinaire des déséquilibrés intellectuels et moraux. Dans l'une et dans l'autre catégorie rentrent ces nerveux dont l'irritation spéciale habituelle fait des souffreteux, des grelotteux, des débiles incapables de supporter la fatigue des longues étapes sur le chemin de la vie : le monde en est plein. Leur appétence pour les excitants de toute nature est irrésistible, et tout ce qui les remonte est pour eux l'objet d'une invincible attraction. Ce sont les vaincus de l'existence, que la perspective des jouissances ignorées attire et qui n'ont pas la force d'y résister.

VII. — *Les alcooliques.*

Avant de devenir morphinomanes, ils furent peut-être alcooliques ; le spectacle affligeant de leur dégradation, les remontrances salutaires de leur entourage les ont arrachés aux habitudes de leur dégradante passion. Au bout de quelques mois, quelques semaines peut-être, le besoin de soutien dont je parlais tout à l'heure s'est fait sentir impérieux, irrésistible, et cet appétit exigeant a dû être assouvi. Par quel moyen, à l'aide de quelle substance ? La morphine s'est offerte à lui et la substitution de l'aliment surajouté s'est faite ; l'habitude passionnelle inéluctable n'a fait que changer de forme et d'expression. La morphine s'est substituée à l'alcool, et le neurasthénique trouve qu'il n'a point perdu au change.

J'ai donné mes soins à un morphinomane invétéré, qui avait contracté pendant qu'il faisait ses études de droit des habitudes alcooliques. Etant devenu éperdument épris d'une jeune fille dont il désirait faire sa femme il s'entendit refuser absolument la main de la jeune personne, s'il ne mettait sur-le-champ un terme radical et définitif à ses excès habituels.

Il tint bon et pendant quatre années consécutives il n'eut recours à aucun excitant, ne but que de l'eau rougie et se garda de toute tentative d'ivresse. Quelques douleurs rhumatismales survinrent un beau jour ; adieu les belles résolutions, adieu l'énergie émiettée au jour le jour pendant ces quatre années de tension cérébrale où la sensibilité morale surexcitée avait su opposer un frein salutaire au désir d'un stimulant. Un médecin fut appelé qui pratiqua, sur les instances réitérées du malade exagérant ses souffrances une première piqûre de morphine. Un demi centigramme d'abord qui fut admirablement toléré, signe auquel on reconnaît si souvent le *prédestiné*, puis les douleurs reparurent; notre patient en prit prétexte : vite la bienheureuse injection.

Le médecin est absent; qu'à cela ne tienne! Et poussé par cet appétit invincible dont je parlais tout à l'heure, il trouve lui timide, pusillanime même, lui si mal armé contre la douleur, il trouve le courage et la précision nécessaire pour pratiquer la petite opération. Il a attentivement observé le docteur, et il répète fidèlement le manuel opératoire. De ce jour il fut voué à la morphine et malgré diverses tentatives en vue de se guérir, il en est resté le trop fidèle tributaire.

Homme du monde, possédant de brillantes qualités, l'infortuné sujet de cette observation fut de tout temps un hystérique. Sa sensibilité générale, ses aptitudes sensorielles ont toujours été perverties, altérées dans leur fonctionnement. Fils d'un cérébral,— son père est mort apoplectique — et d'une mère nerveuse, il était dès sa naissance frappé d'une tare dégénérative, qui constituait un terrain tout préparé à l'évolution de cette psychose spéciale qui a porté à tort le nom de *morphinomanie* et qu'on devrait appeler dans ce cas le *morphinisme*.

Il devint morphinique après avoir été alcoolique.

De tout temps, la tendance à l'inertie, la paresse, fut chez lui un des caractères les plus saillants. Sa vitalité sans cesse défaillante languissait comme elle languit aujourd'hui, sitôt qu'il est privé de son soutien habituel. Il a besoin pour secouer sa torpeur héréditaire d'excitants artificiels, qui se substituent à sa vie, qui en tiennent lieu, comblent par des procédés factices la différence entre la force produite et l'effet à obtenir, et équilibre ainsi la recette et la dépense. L'alcool, la morphine se présentent à lui comme le sauveur de la situation. Il les a acceptés à tour de rôle, quand il ne les met pas en jeu tous les deux à la fois. Ma dose de morphine, me disait-il, m'est aussi indispensable que l'est le bâton à l'infirme. Rien n'est plus vrai.

J'ai tenu à citer cette observation, un peu longue, parce qu'elle résume bien des points de l'histoire du morphinomane, qu'elle représente dans ses principaux épisodes avec des traits les plus accentués.

La tare héréditaire venant provoquer cette idiosyncrasie dégénérative, qui devient elle-même la source et la raison d'être des passions toxiques, se manifeste et ressort nette et précise de l'histoire de ce malade, dont la guérison n'est rien moins que certaine en raison du défaut d'équilibre entre ses recettes et ses dépenses, et de la différence à combler. Ne devient pas alcoolique qui veut, disait Lasègue. Nous, nous disons en commentant cet aphorisme : ne devient pas morphinomane qui veut.

Et pourtant, le nombre de ceux qui, sciemment, courent à leur perte est plus grand qu'on le pense. Les déséquilibrés, les épuisés au point de vue nerveux ne sont pas tous des héréditaires. Il est de par le monde, par la ville surtout, une légion d'êtres qui par leur mépris de toute espèce d'hygiène du corps et de l'esprit, par la vie à outrance qu'ils mènent, par l'effet d'un incessant surmenage : intellectuel, musculaire, sensitif, moral peut-être, se placent d'eux-mêmes, librement, spontanément, dans les conditions de la dégénérescence innée.

Leur cœur affaibli ne se contracte plus assez énergiquement : leurs artères rendues atones par les altérations d'un sang vicié, ou frappées de la sclérose qui suit inévitablement les excès alcooliques, tabagiques ou que produit la syphilis, n'aident plus de leur action spéciale la contraction cardiaque.

Ces énervés ont l'âge de leurs artères et comme celles-ci ressemblent à celles du vieillard, il s'ensuit que ces jeunes hommes, ou jeunes femmes sont caducs, sénescents, avant d'avoir atteint l'apogée de la vie.

Ces prédestinés d'occasion ont de l'hypotension artérielle : et c'est pour y remédier qu'ils s'adonnent à la morphine, qu'ils lui demandent de vivifier la fibre nerveuse, de tonifier le muscle et d'accélérer le mouvement de la vie.

Et notons que, chez eux, tous les nerfs qui président à la vie purement végétative se trouvent en état de dépression.

Les muscles à fibres lisses dont les contractions animent notre intestin et notre estomac, notre vessie et les glandes de notre peau sont frappés d'atonie, chez eux. Cette atonie est vaincue par la morphine si bien que lorsque vous la diminuez ou la cessez, des troubles gastro-intestinaux se révèlent, de la diarrhée survient par défaut de tonicité, s'accompagnant de sueurs profuses et d'incontinence d'urine.

L'action stimulatrice de l'alcaloïde n'est pas niable

sur ces organes qui échappent à notre volonté et ne sont pas du ressort de notre imagination.

VII. — *Les hypocondriaques.*

Il est autrement plus malaisé de la constater quand ses effets portent sur les organes de la circulation cérébrale et agissent directement sur les centres intellectuels et psycho-moteurs de l'écorce. Le rôle de l'imagination paraît ici prépondérant ; je m'empresse de dire : à tort. Chacun de nous n'agit que poussé par des processus, spéciaux des réactions individuelles quasi-automatiques, dont par conséquent nous sommes peu maîtres et nos déterminations, toutes spontanées qu'elles soient en apparence, ne sont le plus souvent que le fait d'une activité cérébrale qui nous domine et nous oblige.

On a vite fait de taxer d'hypocondriaque un individu, à quelque sexe qu'il appartienne, qui se plaint de douleurs vagues, erratiques, lancinantes, sans fixité, et qui rapportant à ses centres encéphaliques la douleur perçue, la travaille, l'élabore, l'amplifie et nous la présente sous des aspects si bizarres que pour nous elle arrive à ne plus exister que dans le domaine imaginatif de celui qui la porte. Et pourtant l'hypocondrie n'est pas qu'un mot vide de sens : ceux qui en sont les victimes paient un large tribut à la passion de la morphine, et je les classe au premier chef parmi les prédestinés.

Contre les mille et un malaises qui accablent l'hypocondriaque et empoisonnent son existence : névralgies internes, douleurs viscérales, sentiment de vide général, de faiblesse, décharges nerveuses, épuisement, pensée pénible et douloureuse, émotivité incoercible, tristesse exagérée, crainte de mort prochaine, et tant d'autres sensations, vagues ou précises, permanentes ou fugitives, le médecin a tout tenté. Le traitement moral essayé si faussement et contre toute interprétation des phénomènes dits hypocondriaques, n'a abouti a aucun résultat. Aucune médication n'a ramené l'ordre dans cet organisme ébranlé de toute part. En désespoir de cause, une première piqûre est pratiquée et souvent un sentiment de bien-être immédiat, la sensation de l'équilibre rétabli vient étonner le médecin et le malade et persuader à l'un et à l'autre que le salut du patient et la guérison d'une affection si rebelle, sont désormais assurés, grâce au merveilleux médicament.

L'habitude sera vite prise et une fois contractée, elle deviendra d'autant plus difficile à déraciner que le terrain sur lequel elle exerce sa suprématie est mieux préparé à la subir. La puissance de l'alcaloïde porte plus spécialement sur les organes qui ont pour fonction l'entretien de la vie animale, soit qu'elle la stimule primitivement, soit qu'elle agisse comme par une sorte de *vis a tergo* en modifiant les processus intimes de l'élaboration intra-cellulaire.

Quelle que soit de ces deux hypothèses la mieux fondée et la plus juste, il reste constant que cette puissance doit être appelée à ranimer les énergies vitales défaillantes de nos infortunés hypocondriaques, à calmer cet état d'angoisse et d'anxiété permanent, résultats vraisemblables d'épuisement nerveux, de tarissement de l'influx normalement produit par les centres encéphaliques, et de désordres de la moelle, considérée comme centre de nutrition.

En vain ont-ils consulté les plus célèbres docteurs;

en vain, s'ils ont une fille à marier, ont-ils choisi pour gendre un médecin, comme l'Argan mis en scène par Molière, ils n'ont point trouvé de remède à leurs inquiétudes. Ils étudient avec un soin jaloux, leur personne, leurs sensations ; ils s'astreignent aux mille règles de l'hygiène ; les boissons, les vêtements, les courants d'air, l'état atmosphérique, le chaud, le froid, sont pour eux l'objet d'une excessive attention. Le dérangement de la santé, l'état de malaise et d'inquiétude, l'hyperesthésie nerveuse persistent ; rien n'y fait.

Seule la consolante injection de morphine leur octroie le bien-être physique ; sous son influence mystérieuse, ils sentent le jeu de leurs organes se régulariser, l'ampleur de la vie se manifester.

Les désordres du système nerveux central s'étendant à tous les organes à la fois puisqu'il les tient tous sous sa domination et qu'il leur distribue à tous l'impulsion vivifiante, provoquent de toutes parts des irradiations douloureuses, si bien qu'aucun organe ne paraît spécialement atteint et que tous le sont à un même degré.

Quel baume sera assez puissant pour rendre à tant de parties différentes, cœur, estomac, intestin, foie, rate, la tonicité qui leur fait défaut ? Les distractions, les plaisirs mondains, les courses, le théâtre, le jeu ? Pour un temps peut-être... Qui ne sait que J.-J. Rousseau, type immortel d'hypocondriaque — avant d'être devenu lypémaniaque — se rendant à Montpellier pour s'y faire guérir d'une maladie de cœur imaginaire, trouva auprès de Mme de Larnage de si douces distractions qu'il en oublia, pendant toute la durée du trajet, qu'il était malade et ne se ressouvint de ses maux qu'en entrant à Montpellier.

Mais la diversion produite par les circonstances extérieures est toujours de courte durée : elle n'est jamais assez profonde pour être définitive.

Toutes différentes sont les promesses de la morphine. Je sais qu'elle les tient rarement, ainsi que nous le verrons plus tard. Mais l'illusion est, le plus souvent, au début de nos déterminations, et la prédisposition aux intoxications habituelles créée par l'hypocondrie oppose elle-même un obstacle à tout examen, à tout retour sérieux sur soi-même. Le bienfait, le soulagement apporté par la morphine tiennent lieu de toute réflexion et dispensent de toute critique. Et le médecin et l'entourage se sentent impuissants à enrayer le mal, à priver le malade des doses croissantes d'alcaloïde qui font de lui, dans les premiers temps du moins, un être métamorphosé, le rendent sociable et écartent de son cerveau les idées noires, l'âpre obsession du suicide, peut-être.

Car telle est la fatale terminaison de plusieurs hypocondriaques que chaque année les faits-divers des journaux nous rapportent sous des mentions variables. Las de souffrir, désarmés dans la lutte pour la vie, irrités par l'incrédulité, le scepticisme ou les railleries peut-être de ceux qui ne voient dans leurs plaintes que l'exhalation de souffrances imaginaires et le désir inexplicable d'être pris en commisération, ils mettent fin à une existence qui leur est devenue intolérable.

Les fatalités physiques ne sont point seules, d'ailleurs, à provoquer cette sorte d'appel à la morphinomanie que j'ai appelée la prédestination.

VIII. — *Les surmenés.*

Nous la voyons créée de toute pièces par toutes les causes qui développent d'ordinaire la neurasthénie, cette affection fin de siècle qui est décrite sous une appellation récente. Je veux dire les excès de tout ordre et notez bien que par excès je ne prétends envisager que toute dépense exagérée de l'organisme, eu égard à ses ressources, que tout défaut d'équilibre entre son Doit et son Avoir.

Nos poumons sont-ils faibles, l'étude du cor nous est défendue, de même que l'art de la gravure est interdit à une vue délicate. Nous comprenons volontiers ces incompatibilités : quand il s'agit de notre système nerveux, il semble que sa puissance soit illimitée, ses réserves inépuisables.

Rien n'est moins vrai : et l'élasticité qui lui semble dévolue est infiniment plus apparente que réelle. C'est à son détriment qu'il nous fournit la somme de jouissance dont sont pour nous l'occasion, la vie à outrance, les plaisirs sans limites, le monde, les courses, le théâtre, les veilles, l'existence factice et artificielle que nous crée le siècle ; c'est au prix d'une usure prématurée que nous payons le travail imposé à nos muscles ou à notre cerveau par les labeurs incessants où nous entraîne le désir d'arriver, le *quo non ascendam*, poussé par la génération actuelle illimitée dans ses désirs, infinie dans ses aspirations, et partant jamais satisfaite.

Qui d'entre nous est content de son sort ? Qui ne vise à atteindre plus haut au prix même d'une lutte perpétuelle, lutte inégale où le plus fort se brise, le plus

courageux se démonte, vaincu par la force des choses,
terrassé par l'arrangement social.

Toutes ces causes diverses, comme origine et comme
but, atteignent un résultat identique : elles nécessitent
une suractivité plus ou moins prolongée du système nerveux qui réagit par une dépression consécutive. Neurasthénie, vous dis-je, épuisement nerveux avec toutes
ses complications : insomnies, faiblesse générale, besoin
de stimulant.

Que l'imprudence du médecin, les conseils de l'entourage, ou une impulsion malsaine du surmené, le
poussent à se faire une première piqûre, le voilà voué à
la morphine et l'habitude est prise. L'entraînement se
montrera d'autant plus fatal que grâce au précieux remède, il pourra momentanément faire face à ses obli-
gations et se donnera à lui-même un délai pour faire
faillite à ses devoirs de mondain, d'orateur, de savant,
d'artisan peut-être, car la morphinomanie n'épargne
aucun rang social. Elle frappe, désormais, à toutes les
portes; elle s'installe aussi bien à l'office qu'au salon, à
l'atelier qu'au boudoir, et ceci m'amène à parler de l'influence présumée de la profession sur le développement
de l'habitude passionnelle.

IX. — *La profession.*

Pour le médecin qui traite ce sujet restreint la statistique est navrante : elle nous démontre, d'une manière
indubitable, que la profession médicale offre le plus de
victimes à l'envahissante passion. Je ne sais si elle a raison, la statistique : je me défie d'elle plus que je ne sau-

rais le dire, sachant qu'elle est bonne fille et qu'elle se laisse facilement violer. Je n'ignore point encore que les renseignements précis a ce sujet remontent déjà à plusieurs années, et que depuis lors, le renversement des chiffres a bien pu s'opérer, mais comme ils sont désolants pour notre profession, ces chiffres !

Levinstein compte 32 médecins sur 82 morphinomanes, Burkart 45 sur 85, Obersteiner 97 sur 143, Guitz 2 sur 6, Mattison 3 sur 3. Landowski en France, note 56 médecins sur 160 malades, Pichon (1) 17 sur 66.

Ce ne sont point les seules victimes de la profession : leurs femmes payent aussi à la passion morphinique un lourd tribut ; leurs auxiliaires, tous ceux qui les approchent y semblent aussi plus fatalement poussés que le reste de la société. Sur 54 femmes morphinomanes, Pichon compte 12 femmes de médecins, Levinstein 8 sur 28, Burkart 6 sur 30.

Si on veut bien admettre que la profession médicale est celle qui établit le plus de points de contact entre le sujet et l'arsenal nécessaire à la piqûre ; si d'autre part, on réfléchit combien profonde est l'impression ressentie par le praticien qui opère, à l'aide de ces quelques centigrammes de solution, des miracles apparents, qui infuse au sein de l'organisme, la puissance et le bien-être, on comprendra aisément que l'attraction invincible le porte vers un essai qui en raison même de la promptitude de ces effets, deviendra bientôt peut-être une désolante et despotique habitude.

Le médecin est par nature et par devoir, essentiellement curieux, et je sais qu'au début, la morphine fut, pour certains, un simple objet d'expérience qui fit

---

1. *Le morphinisme*. Paris, 1890.

d'eux autant de victimes du devoir professionnel, au même titre que ceux d'entre nous qu'atteint le croup ou le choléra, contractés au chevet des malades.

Avant de s'en servir pour les autres ils avaient tenté de provoquer sur eux-mêmes les réactions spécifiques de l'alcaloïde, et étaient ainsi devenus morphinomanes sans d'autre motif que leur philanthrophique ambition.

Enfin, qui ne sait à quelle fatigue physique et intellectuelle le médecin est voué, pendant toute son existence? C'est un perpétuel surmené du corps et de l'esprit. Le repos lui est inconnu; à peine le temps nécessaire au sommeil lui est-il accordé et la table le retient si peu que ses digestions en sont troublées. Sans cesse préoccupé, l'esprit inquiet et tendu, le tourbillon de ses pensées ne se calme jamais et l'effervescence de ses opérations cérébrales est entretenue chaque jour par les mille préoccupations et les soucis incessants d'une carrière trop remplie.

Ces conditions ne suffisent-elles pas, sans parler même de l'état moral où le plongent le spectacle sans cesse renaissant pour lui et obsédant, toujours, des misères humaines qu'il est appelé à soulager ou qu'il voit avec tourment échapper à sa science, — ces conditions ne suffisent-elles pas, dis-je, à faire du médecin un prédestiné? Et ne comprend-on pas que des docteurs éminents, comme Wetsphal, ce professeur de Berlin, qui devint morphinomane délirant après avoir fait de la morphinomanie l'objet tout spécial de ses études, aient cédé aux charmes de la Circé moderne et succombé à ses tentations.

X. — *Les plaisirs.*

Il n'est point de situation sociale d'ailleurs qui échappe complètement à la grande folie des passions artificielles, et en particulier de la morphine. Les duchesses lui payent leur tribut, et la mort à l'âge de 25 ans, de cette jeune femme, du monde le plus aristocratique, dont les malheurs occupèrent jadis tout Paris, et qui demanda à la morphine l'oubli des chagrins et des outrages dont on l'abreuvait, est encore dans toutes les mémoires. Les noctambules sont fréquents dans les classes élevées de la société ; les fêtes de nuit, les soirées, les spectacles, les concerts, obligent à des veilles répétées et imposent, par ce fait, un véritable surmenage à de pauvres systèmes nerveux dont les ressources sont inférieures à leur tâche. L'habitude de veiller est pernicieuse à tous les points de vue : un certain nombre d'heures de sommeil est imposé à chacun par son organisation particulière, et malheur à qui n'écoute pas la voix de ses organes en état de besoin. Il ouvre la porte à tous les désordres nerveux, depuis le nervosisme jusqu'à la folie.

L'existence tout artificielle et de convention imposée aux forçats de la vie à outrance, par la fréquentation quotidienne du monde, appelle par elle seule, les procédés factices d'entraînement et crée une véritable prédisposition, aux empoisonnements passionnels.

C'est dans les milieux élégants que la morphine recruta ses premiers adeptes : le demi-monde lui fournit surtout de nombreuses recrues. Ici des causes

diverses entrent dans le développement de la passion ;
la question de terrain prime tout, encore une fois, et
dans le joyeux bataillon de Cythère les tares héréditaires
ou acquises sont fort communes. Les courtisanes de
toutes les époques sont figurées avec des têtes fort
petites ; elles sont microcéphales, la statuaire antique
nous représente ainsi toutes ses femmes et la Vénus
de Milo est un des plus frappants exemples de ce que
j'avance.

De plus, la vie de surexcitation habituelle que mènent les habituées de Paphos, la recherche incessante
de nouveaux excitants, les impressions morales de
toutes sortes, viennent par surcroît accentuer les prédispositions originelles et faire de la plupart d'entre-
elles des prédisposées à la morphinomanie, comme
elles le sont à l'alcoolisme.

Mais il faut reconnaître que puisque pour certaines
natures déséquilibrées, manquant de la pression nécessaire à la conduite ordinaire de la vie, un excitant
toxique est nécessaire ; puisqu'il s'impose, paraît-il,
à certains tempéraments blasés, dont les nerfs émous-
sés ne réagissent plus, chez qui l'imagination en dé-
tresse n'est plus suffisante à fournir la somme de sensations réclamée d'elle par nos mondains et nos délicats « fin de siècle », il convient d'admettre que
l'alcool grossier et brutal doit céder le pas à la morphine plus raffinée et plus propre, la pharmacie se
substituer au cabaret et la seringue au verre, fût-il une
coupe du plus pur cristal.

Le mondain qui s'assomme, que n'amusent plus les
distractions habituelles, qui s'ennuie partout et porte
l'écœurement et la fatigue de sa vie inutile, au milieu
des plus bruyantes réunions — la mondaine qui souffre,

demandent à la morphine, ici l'oubli de leurs maux, là le ressort indispensable pour goûter de nouvelles sensations. Ils y sont sollicités par de perfides conseils, par des lectures malsaines, par un tableau mensonger, que sais-je? Depuis quelques années, la littérature, le théâtre, les arts s'évertuent à nous vanter la mystérieuse douceur et les paradisiaques délices de la piqûre de morphine. Et le mal qu'ils ont provoqué s'est étendu comme une tache d'huile et a pénétré jusqu'à d'autres milieux sociaux, ceux des utiles, ceux où le travail semble une garantie contre les excès et les intempérances de toute nature.

XI. — *Milieux sociaux.*

L'ouvrière parisienne s'est trouvée un jour séduite par les charmes de la morphine; fille d'Ève, elle aussi, quoique active et laborieuse, elle a voulu, comme la patricienne nonchalamment étendue dans son boudoir, goûter au fruit défendu. Et aujourd'hui les ravages produits par la morphinomanie tendent à s'exercer dans les milieux où l'on travaille. Un seul morphinomane a pu suggestionner tout un atelier, et vous ne vous douteriez guère que cette petite ouvrière qui passe légère et pimpante, frivole et insouciante, en apparence, est une passionnée qui cache au plus profond de ses poches une seringue à morphine et un flacon de la précieuse solution.

Le désir d'éprouver des sensations nouvelles, la recherche de l'inconnu, sont entrés pour une large part dans sa détermination le jour où elle s'est pratiqué la première piqûre, mais soyez certain qu'elle vous avouera si elle est franche que le besoin d'oublier l'a surtout poussée. Le pessimisme qui désole notre société actuelle et s'est infiltré au sein de toutes les couches sociales, est la plaie la plus désastrueuse qui puisse atteindre l'artisan. Et il faut bien reconnaître que le contact permanent du luxe, à Paris surtout, énerve et dépite les âmes insuffisamment trempées ou mal éclairées sur les misères qu'il cache et les turpitudes qu'il abrite. L'ouvrier parisien qui le comprend et le produit, subit mal sa vie de labeur et de privation en regard des dépenses insensées de nos millionnaires. De toutes les satisfactions humaines il a une vague perception, mais elles fuient devant lui comme un désespérant mirage. Elles lui échappent, et l'humeur curieuse que nous portons tous au fond de nous-mêmes se fait jour. Il entend dire qu'il existe un moyen d'oublier ses malheurs, de goûter des félicités inconnues, il s'y livre tout entier, et voilà par quelle voie le mal morphinique s'infiltre dans les masses et y porte la désolation.

XII. — *Suicide voulu.*

C'est là, si on veut bien y réfléchir, une sorte de suicide moral et je sais, de source certaine, que de parti pris et résolûment, la morphine en injections hypodermiques est devenue entre les mains de certains désespérés un instrument de mort volontaire. La seringue remplaçant le poignard, la mort inoculée avec un raffinement et une impunité admirable, n'est-ce point le terme final de la religion du siècle ?

La désespérance, l'abandon dans le malheur ayant

trouvé leur solution, honnête, respectable aux yeux de la foule, au jugement de l'opinion publique.

Qui ne sait le fameux monologue d'Hamlet, s'écriant, que sans la crainte de l'inconnu, personne n'hésiterait à se soustraire aux douleurs de la vie, quand il suffit pour entrer dans le repos d'une pointe acérée. Cette pointe acérée, cette pointe libératrice, avec l'aide de laquelle, suivant la phrase du professeur Ball, vous pouvez effacer les souffrances du corps et celles de l'esprit, les injustices des hommes et celles de la fortune, cette pointe acérée, devient ainsi la libératrice finale. Elle tue aussi certainement que le poison le plus subtil ; seulement elle y met le temps, assure l'impunité et éloigne le mépris dont l'opinion publique flétrit et jusque dans leur descendance, ceux qui sortent de la vie comme on s'échappe du théâtre avant la fin de la représentation, sous le prétexte unique que le spectacle déplaît.

Et voilà comment les candidats au suicide deviennent, quelquefois, des prédisposés à la morphinomanie.

XIII. — *La morphine à l'hôpital.*

Les hôpitaux peuvent devenir un foyer de contagion des plus dangereux : non seulement le spectacle du soulagement immédiat apporté à la souffrance par la piqûre de la morphine est comme une sorte d'encouragement à contracter l'habitude passionnelle, mais il s'y produit entre les divers malales, et particulièrement dans les services de femmes où les hystériques et les prédestinées sont si nombreuses, une contamination directe, un entraînement par incitation d'exemple ou de conseils. La morphine y est abondante : le surveillant, les infirmiers, l'ont à leur disposition, et il y a là véritablement un abus auquel il me paraît pourtant facile de remédier.

L'assistance publique a été d'autant plus sollicitée à intervenir par des règlements sévères, que cette trop généreuse distribution de morphine dans ses salles tourne à son préjudice.

Il faut, en effet, savoir que le jour où le morphinomane qui a contracté à l'hôpital l'habitude du poison morphinique se trouve sans ressources, et privé de son excitant nécessaire, il vient échouer de nouveau à l'hôpital, et ainsi l'assistance publique se trouve grevée d'un impôt qui prend chaque jour des proportions plus inquiétantes et auquel il est urgent d'apporter au plus tôt un remède.

XIV. — *La morphine au couvent.*

La règle et la discipline intérieure des couvents de femmes ne sont pas non plus suffisantes à défendre l'entrée de la passion morphinique à celles qui ont cependant renoncé aux entraînements du monde. Les affections nerveuses si fréquentes dans ces milieux spéciaux indiquent suffisamment qu'il s'y trouve un grand nombre de prédisposées, en sorte que la morphine rencontre chez beaucoup d'entre elles un terrain tout préparé à l'accepter et bientôt à la réclamer impérieusement.

XV. — *La morphine et la guerre.*

Enfin l'influence des campagnes de guerre sur le développement de la morphinomanie ne semble point négligeable. Il est curieux de rappeler à ce propos que de temps immémorial les Turcs grisent leurs soldats d'opium avant la bataille.

On sait, qu'autrefois, les combattants se mettaient par l'ingestion d'une sorte de champignon, dans un état de fureur extraordinaire qui leur faisait franchir tous les obstacles et se fanatiser jusqu'aux sanglants assassinats.

Les Pavillons-noirs à la solde de l'Annam recevaient chaque jour, pendant la campagne récente du Tonkin, une ration d'opium au même titre que nos soldats leur ration de café.

Plusieurs soldats et marins français cédèrent dans cette campagne à la tentation de fumer l'opium ; ils entraient dans les « fumeries » par curiosité d'abord; puis un beau jour, ils goûtèrent au poison et devinrent bientôt ses esclaves. Leur retour en France les obligeant à renoncer à leurs détestables pratiques, faute d'opium, faute aussi de l'instrumentation nécessaire, ils durent, pour satisfaire l'état de besoin artificiellement créé par la drogue enivrante, boire du laudanum ou se piquer à la morphine. Ceux-là, le petit nombre, étaient encore des prédisposés.

Le Dr Luys, mon éminent maître et ami, a publié (1) la relation d'un fumeur d'opium, sorte d'autobiographie écrite par le malade lui-même, qui était venu demander

---

1. *Encéphale*, année 1887, p ge 301.

à ses soins la guérison d'une habitude qui l'avait réduit au dernier degré de la cachexie toxique.

Sous-officier d'infanterie de marine, il avait contracté l'habitude de fumer l'opium en Cochinchine : il le fumait depuis 18 mois, quand il fut rappelé en France; il fumait jusqu'à 30 grammes par jour.

Ne pouvant se livrer à sa passion morbide, une fois embarqué, il souffrit les plus vives tortures de l'abstinence et ne put être calmé qu'à l'aide de laudanum pris en grande quantité. Il arriva progressivement à ingérer jusqu'à 16 grammes de laudanum de Rousseau, par jour.

Quant il sortit de l'hôpital de la Charité, il était à peu près guéri ; il avait recupéré ses forces physiques et son état d'esprit normal. Cependant il prenait encore une dose quotidienne d'un gramme de laudanum.

Je ne crois pas que nous arrivions jamais à considérer, même sur le champ de bataille, la morphine comme un succédané du café, mais les essais récents pratiqués à l'aide d'une noix spéciale : la noix de kola, ont pourtant démontré que les officines des pharmaciens renferment une substance excitante, qui est susceptible, étant administrée d'une façon rationnelle, d'infuser dans l'âme de nos guerriers modernes, non pas le courage dont ils possèdent en eux-mêmes d'inépuisables réserves, mais l'énergie nécessaire à supporter les longues fatigues de la guerre et à leur assurer l'élan qui remporte les victoires. Tant il est vrai qu'aucune idée n'est nouvelle et que nous sommes d'éternels imitateurs.

Cependant un médecin éminent, très versé dans l'étude de la morphinomanie, Levinstein, affirme très sérieusement que les guerres de 1866 et de 1870 sont la cause directe ayant provoqué de nombreux cas d'intoxication morphinique habituelle. Un grand nombre d'officiers allemands, paraît-il, se piquaient à l'envi pour faire face au surmenage physique que leur imposait la campagne de guerre, et supporter ses exigences physiques et morales. Beaucoup d'officiers et de soldats blessés virent leurs douleurs calmées à l'aide de morphine et contractèrent ainsi l'habitude funeste, dont ils ne purent se défaire une fois rentrés dans leurs foyers.

XVI. — *Affections chroniques incurables.*

Enfin doit-on considérer comme des prédisposés les malheureux malades voués à des affections chroniques, incurables, dont les souffrances incessantes et cruelles appellent le soulagement, par quelque procédé qu'on l'obtienne ?

Le cancéreux, l'ataxique, deviennent vite morphinomanes : le médecin lui-même est le premier à les engager dans cette voie, car on ne peut soutenir qu'il s'agisse là d'un mal surajouté. L'habitude de la morphine est au contraire un adjuvant utile au traitement : elle remplit une indication, et nous verrons plus loin quel rôle le Dr Lutaud attribue à l'imprégnation morphinique habituelle dans les cas de cancer utérin.

La morphine, administrée dans ces conditions, proroge l'existence, apaise l'élément douleur, et surtout endort la souffrance morale. A ces titres différents on ne saurait que la conseiller même à dose intensive, ce que font aujourd'hui, sans hésiter, les médecins habitués à la prescrire.

CHAPITRE III

ÉPHÉMÈRE VOLUPTÉ, SUPPLICE DURABLE

Ce n'est point une expression vaine et vide de signification que celle de *l'esclavage de la Morphine*. Elle peint par des termes fort exacts la situation misérable de celui qui en est victime, si bien qu'elle impose à sa manière d'être, à l'allure ordinaire de sa vie, à ses moindres actes, à ses paroles en apparence les plus insignifiantes un cachet de servitude que connaissent bien les spécialistes.

Je n'entends point parler, ici, des désordres intellectuels amenés par l'imprégnation morphinique : ils font l'objet d'un chapitre spécial de ce volume. Je n'ai en vue en ce moment que ce fait si curieux de la sollicitation spécifique par une substance éminemment active à faible dose, des régions émotives de notre cerveau, qui démontre si nettement la fragilité de nos opérations intellectuelles et sensitives, et leur étroite dépendance d'états physiologiques mal définis, mais influençables par quelques milligrammes *de poison*.

I. — *Dédoublement de la personnalité chez le morphinomane.*

Le morphinomane est un être véritablement dédoublé, suivant qu'il est à jeun ou repu, vide de son poison habituel ou soumis à son pouvoir excitant. Il n'existe pas plus de comparaison entre ces deux états qu'entre la situation du naufragé de la Méduse et celle du bourgeois qui sort de prendre un succulent dîner — entre celui que tenaille la faim et celui qu'aucun besoin physique ne tourmente.

Le morphinomane est instantanément modifié par une piqûre : de triste et sombre, il devient gai, folâtre peut-être ; d'apathique et paresseux, il se montre alerte et entreprenant ; de la timidité il passe à la fanfaronnade, de l'irritabilité extrême à la douceur la plus exquise, du dégoût de l'existence au bonheur de vivre.

Un tel changement s'opère quelquefois avec la rapidité de l'éclair : à peine l'entourage immédiat peut-il en deviner le mécanisme, tellement il s'est opéré « à vue ». Le temps de se pratiquer une injection : quelques secondes et l'aspect de la physionomie s'est modifié : l'entrain a reparu, l'intelligence se révèle vive et animée. La métamorphose est radicale et étonne même ceux qui en sont les spectateurs accoutumés.

Et puis, peu à peu, insensiblement, la réaction s'opère, la force artificiellement créée au sein de l'économie par la présence de l'alcaloïde, s'éteint et finit par s'épuiser. Tant de qualités, facticement développées, s'évanouissent comme une vaine fumée, et leur sujet, abandonné à ses propres ressources, tourmenté par cette sensation de vide, d'anéantissement commune à tous les intoxiqués passionnels : alcooliques, opiophages, éthéromanes, morphinomanes, après avoir résisté plus ou moins à son désir de recourir au plus vite à son soutien habituel, vaincu dans une lutte inégale, se précipite sur sa seringue et se pratique une injection.

Et le cycle recommence, le cercle se referme, pour s'ouvrir de nouveau au bout de quelques heures, au plus grand désespoir de tous les morphinomanes désabusés et furieux, honteux aussi, tout au fond, d'être le jouet conscient de la plus tyrannique des passions.

N'est-ce point là un véritable esclavage ? Et le terme en est-il hyperbolique ? Pour mettre un peu d'ordre dans l'exposé de ce chapitre je le diviserai en deux paragraphes distincts, et traiterai à part, en leur donnant le développement qu'elles méritent, ces deux grandes questions de la volupté transitoire procurée par l'injection de morphine et du supplice, sans cesse renouvelé, qui en est la conséquence inévitable.

II. — *L'automatisme passionnel*.

S'il paraît vraisemblable qu'aucune de nos déterminations ne se produit sans un motif inhérent à notre personnalité, trouvant sa source au sein même de notre économie, sans que la conscience n'y prenne part que comme un spectateur impuissant, c'est bien quand on considère l'origine de chacune de nos passions, et quand on suit d'un œil perspicace leur développement.

Est-il rien de plus étrange que cette persistance du collégien à reprendre la cigarette qui lui donne la nausée pour toute une journée ? Le buveur d'absinthe a trouvé détestables, souvent, les premières approches de la verte liqueur et pourtant il y est revenu avec un âpre plaisir. De l'usage, il est bientôt arrivé à l'abus, à l'excès qui lui a détraqué les nerfs et avili l'intelligence.

Et tous les deux, le fumeur incorrigible, le buveur invétéré, se souviennent plus tard, avec amertume, de ce premier avertissement qui aurait dû leur enlever à tout jamais la moindre velléité d'entraînement.

Elle est en vérité bien étrange cette puissance mystérieuse, cette impulsion malsaine, qui nous rend momentanément irresponsable, nous aveugle sur le danger de céder à nos penchants et nous livre pieds et poings liés à la tyrannie des agents extérieurs. C'est elle qui s'empare du prédestiné et le place sous la dépendance absolue du poison, qui au début est un objet de luxe, mais dont la nécessité s'impose vite, inéluctable et forcée.

Elle est mise en jeu par une foule de raisons secondaires, que nous avons passées en revue au chapitre I : besoin de nouveau, curiosité, imitation ; mais surtout et au premier chef, par l'espérance de jouissances inconnues, de félicités intimes, exquises, de béatitudes indescriptibles. Charmes trompeurs, suivis et à quelle petite distance de tout le noir cortège des supplices de l'enfer.

Le grand danger du tabac, de la morphine, considérés comme poisons habituels, réside dans ce fait qu'un outillage spécial, nécessaire, est imposé au néophyte. La cigarette est le plus dangereux, dit-on, de tous les modes sous lesquels on use du tabac. Savez-vous pourquoi ? C'est parce qu'un outillage spécial est indispensable à la préparer, à la fumer. Le vrai fumeur, le type de l'intoxiqué par le tabac, se complaît à rouler le petit cylindre : il se trouve malheureux sitôt que ses doigts sont inoccupés.

Je sais que l'arsenal du morphinomane exerce sur certains candidats à la morphinomanie une attraction réelle et très appréciable. Ceux-là se complaisent au début à soigner l'étui, à faire briller la seringue ; leurs aiguilles sont

tenues en parfait état, et c'est un plaisir, sans cesse renouvelé pour eux, que le contact de ces chers appareils sans lesquels ils ne font pas dix enjambées hors
de chez eux.

Pour le professeur Ball, la piqûre, l'action de s'intro-
duire sous la peau l'aiguille creuse spéciale, serait, elle-
même, une satisfaction pour le morphinomane et je ne suis
point surpris de cette assertion, tellement l'excitabilité
nerveuse est altérée et pervertie chez lui. Toutefois au
début, la piqûre, quand elle est faite maladroitement
surtout, ne laisse pas de provoquer une véritable douleur qui serait suffisante à détourner du vice ceux dont
la prédisposition particulière ne fait pas des adeptes
déterminés.

Il m'a été donné d'observer, à l'égard de la sensibilité
des morphinomanes à la piqûre, une dissociation qui
ne laisse pas d'être assez curieuse. Je veux parler de
l'hyperesthésie profonde que certains d'entre eux présentent d'une manière très accentuée, alors que la surface
cutanée est à peu près ou tout à fait insensible. L'a-
nesthésie superficielle, l'hyperesthésie du tissu celluleux
étaient très marquées chez deux des malades que j'ai
observés, et l'introduction sous la peau de quelques
centigrammes de solution concentrée froide à 4 o/o,
laquelle est d'ordinaire parfaitement indolore, était ressentie dans un cas, à l'égal d'une brûlure intolérable. Une
des malades dont il s'agit devait, pour n'être point incom-
modée, faire tiédir la solution, ou la porter dans sa poche
ou même dans son corsage un certain temps avant de
se l'injecter.

J'ai eu l'occasion d'observer chez plusieurs morphinomanes des deux sexes, que l'un des deux côtés du corps
était plus sensible que l'autre à l'action douloureuse de

la piqûre. J'ai constaté que le côté droit est en général le plus sensible, ce qui coïncide avec la facilité plus grande qu'éprouvent les morphinomanes à se piquer le côté gauche avec la main droite.

D'ailleurs est-il besoin d'ajouter que chaque sujet réagit à sa façon et que ce serait folie que d'entreprendre la description d'un type morphinomane. Il n'y a point de maladies, dit un axiome médical, il n'y a que des malades. Jamais vérité ne fut mieux démontrée quand il s'agit d'affections nerveuses ou de désordres passionnels qui y confinent de près. Ce qui n'est point discutable, c'est que le but final de tous les morphinomanes est la recherche de cet état de béatitude ineffable, de vague général et délicieux, de rêverie heureuse, coïncidant avec la surexcitation générale de toutes les puissances humaines : intellectuelle, génitale, musculaire, l'exagération de la vie dans ce qu'elle a de délicieux et d'exquis, le monde des rêves paradisiaques.

III. — *L'état d'euphorie.*

Cet état spécial ne portait, jadis, point de nom : deux médecins allemands l'ont baptisé depuis peu, d'une appellation dérivée de deux mots grecs : *euphorie*. Le mot *bien-être* est le synonyme qui rendrait le plus justement l'idée qui s'attache à ce mot. Il ne le rend que fort incomplètement, comme nous le verrons plus loin.

Les doses de la solution pharmaco-dynamique nécessaires à l'obtenir sont essentiellement variables : chez certains sujets, la première piqûre le provoque, qu'elle soit pratiquée par le médecin en vue de combattre une souffrance, ou que le sujet lui-même l'expérimente le premier par pure recherche de l'excitation qu'elle produit. Ces sujets sensibles dès le début à l'ivresse morphinique sont rares et en général la première piqûre détermine un ensemble de malaises qui n'ont rien de tentant pour l'avenir, et qui en éloignent à jamais certains malades.

La dose d'un demi-centigramme étant celle qui est habituellement employée pour la première injection, il s'ensuit que chez certains prédestinés, elle est suffisante à amener l'état d'euphorie.

Toutefois il arrive que la sensation de jouissance provoquée par l'alcaloïde ne se manifeste qu'au bout de plusieurs piqûres, avec des doses sensiblement égales à celles du début. Il faut admettre dans ce cas que l'organisme a besoin de se recueillir, qu'une certaine accoutumance au poison est nécessaire avant que le système nerveux soit impressionné par lui et réagisse sous sa touche, comme une corde de violon qui a besoin d'être tendue à un certain degré avant de vibrer sous l'archet.

Ici, encore une fois, la question de terrain prime tout : il y a une idiosyncrasie, pour le morphinomane comme pour le buveur. Non seulement, l'impressionnabilité propre du système nerveux central vis-à-vis de la morphine, doit être mise en cause, non seulement, il faut tenir compte du degré plus ou moins considérable d'excitabilité des terminaisons nerveuses sensibles avec lesquelles le poison est mis en contact, mais encore, la question d'intégrité des organes éliminatoires doit être prise en considération.

Les reins et l'intestin sont les deux portes de sortie le plus favorables à l'élimination de la morphine. Il est aisé de comprendre que si leurs fonctions se trouvent

altérées ou perverties, ils permettront à la morphine
de s'accumuler au dedans de l'organisme et de continuer à jouer vis-à-vis des éléments nerveux périphériques ou centraux, le rôle d'excitant absolument
comme si elle venait d'être déposée sous la peau. Les
plus petites doses, celles surajoutées, deviendront suffisantes à provoquer une réaction qui ne se fût point produite si l'élimination eût été normale.

C'est ce qui arrive souvent chez les intoxiqués par
voie thérapeutique. Les premières piqûres servent à
calmer les douleurs contre lesquelles elles se trouvaient
dirigées : puis un beau jour, insensensiblement, et sans
que le médecin augmente la dose primitive, à la suppression de l'élément douloureux, se substitue ou s'a-
joute cet état d'alanguissement général, de béatitude
langoureuse que le malade, devenu dès ce moment
morphinomane, recherchera peut-être jusqu'à sa mort.

Mais, en général, les doses doivent croître rapidement pour procurer l'euphorie. Le demi-centigramme
du début, ne suffit pas huit jours, et les centigrammes
vont s'ajouter rapidement les uns aux autres pour
arriver jusqu'à des doses invraisemblables. Car les premières semaines de la vie morbide du morphinomane
sont déjà empoisonnées par cette désespérante déception :
l'atténuation du sentiment de bien-être, progressive et
continue comme durée d'abord avant de le devenir
comme intensité. Au début, l'effet de la piqûre se
prolongeait quelques heures, la sensation de jouissance
qui l'accompagnait allait s'éteignant lentement, mais
l'intervalle qui séparait une piqûre de la suivante était
tout entier rempli par le souvenir physiologique de ses
bienfaits. Et voilà que, peu à peu, insensiblement, le
bien-être diminue, la durée du temps pendant lequel il

est perçu et senti, est loin de s'étendre d'une piqûre à la suivante, et peu à peu, les injections doivent être rapprochées, la solution devra être plus concentrée ; le malheureux morphinomane, poussé par la recherche incessante de ses premières jouissances, de l'euphorie primitive, s'enlise chaque jour davantage et se démène toujours vaincu, contre l'envahissante passion.

IV. — *Bonheur perdu.*

C'est pour retrouver ces sensations indicibles du début que l'habitué de la morphine se livre à une véritable débauche de poison, qu'il emploie des raffinements inédits. Le manuel opératoire ordinaire de la piqûre ne lui suffit plus, bientôt il se livre à des pratiques dangereuses dans le but d'accumuler les effets de la morphine, de les renforcer et de décupler ainsi ses bienfaisantes propriétés.

Il se fait la ligature du membre sur lequel il va pratiquer l'injection, et plonge l'aiguille au milieu des tissus gonflés et gorgés de sang. Coup sur coup, sans retirer l'aiguille, il pousse à la même place, deux, trois, quatre seringuées de solution, et desserre brusquement le lien constricteur au moment où l'imprégnation morphinique du membre est complète.

Enfin, arrivé au dernier degré d'éréthisme, poussé par le besoin pathologique d'éprouver les jouissances d'antan, celles ressenties lors des premières piqûres, il en arrive au risque des pires dangers à injecter dans la veine la létifiante solution. Le mélange direct au sang de l'alcaloïde lui donnera, espère-t-il du moins, le bonheur qui fuit par les autres procédés.

Le titre le plus élevé de la solution, cinq pour cent, ne suffit plus à son désir exalté ; il en arrive à faire tiédir l'eau pour qu'elle dissolve une quantité plus considérable de morphine.

Il se prépare lui-même la solution au moment de s'en servir.

J'ai donné mes soins à un morphinomane qui s'injectait une solution préparée par lui, séance tenante, extemporanément et si concentrée qu'elle était constituée par une sorte de bouillie épaisse traversant difficilement la lumière de l'aiguille. Il ignorait, lui-même d'une façon précise, la quantité d'alcaloïde qu'il absorbait de cette façon, mais qui dépasse absolument ce que l'imagination se représente.

V. — *Les accidents immédiats des piqûres.*

A ce propos, je dois dire qu'on s'est beaucoup préoccupé du danger qu'il y aurait pour les tributaires de la morphine à se blesser une veine et à se piquer un nerf quelque peu important.

Ces accidents s'observent très rarement, parce que les organes fuient devant la pointe acérée et qu'il est difficile de les atteindre. Cependant quelques faits ont été rapportés de piqûre de veine : à peine l'aiguille est-elle retirée que les malades éprouvent des phénomènes insolites effrayants.

Ils tombent parfois, comme sidérés sous le coup d'un étourdissement immédiat, ou d'un sentiment de défaillance : toutes les fonctions de la vie se trouvent suspendues. Une chaleur comparable à une flamme rapide parcourt tout le corps et remonte vers la tête. Le cerveau est frappé d'obnubilation : la pensée est tarie, le mouvement est aboli. Les réflexes n'existent plus. La respiration devient pénible, anxieuse. Des mouvements convulsifs se montrent sur la face : des rougeurs locales, une sueur froide complètent cet effrayant tableau. Au bout d'un temps généralement court cet état se dissipe. L'effet consécutif dure quelques heures, plusieurs jours parfois, pendant lesquels la paresse intellectuelle, la difficulté des mouvements se rencontrent plus ou moins accentuées.

Il est hors de doute que la solution de morphine portée directement dans le cas de pénétration de la veine jusqu'aux centres nerveux supérieurs, produit un ébranlement analogue à celui qui lui est attribuable dans les cas ordinaires, mais infiniment plus rapide et plus énergique.

Ainsi se trouve expliqué ce raffinement du morphinomane, ce luxe opératoire qui consiste à se piquer une veine, dans le but de se procurer une somme de jouissance plus considérable.

Quant à la blessure des nerfs, elle est encore moins fréquente ; toutefois elle a pu être observée, et j'emprunte à un travail fort intéressant du Dr Zambaco (1) le fait suivant, le plus démonstratif à cet égard qu'on puisse trouver.

« Pressé de se faire une injection, M. X..., morphinomane depuis plus d'un an, se la pratique à la face palmaire de l'avant-bras droit, à trois travers de doigt environ, au-dessus de l'éminence hypothénar. Il éprouve de suite, et pour la première fois, une sensation dont il nous rend compte avec grande précision : une espèce de vibration de vapeur tant soit peu doulou-

1. *Encéphale*, décembre 1884.

reuse a envahi comme un éclair le membre thoracique correspondant à partir de la piqûre. Cette sensation a cheminé vers le cou, la tête, et s'est rapidement propagée au membre thoracique opposé jusqu'à la main.

Bientôt il ressentit dans toutes ces parties une sorte de lourdeur et d'engourdissement. Il n'éprouva rien de pareil dans le reste du corps. Une ligne longitudinale ondulée séparait l'avant-bras droit en deux moitiés : la peau du côté interne de la région antérieure devint pâle, terne, comme affaissée, insensible, tandis que celle de la partie externe avait conservé sa coloration et paraissait même comme turgescente. Bien que tout l'avant-bras fût bientôt comme engourdi, cette sensation était bien plus manifeste du côté interne.

D'après la description si nette qui précède, on peut admettre que l'aiguille a piqué un filet nerveux de quelque importance dépendant du nerf cubital.

Quoi qu'il en soit, les efforts tentés par l'habitué de la morphine en vue de se reconstituer une *virginité euphorique*, resteront stériles et sans résultat. Une fois perdue, elle l'est à tout jamais, et sa recherche incessante dans l'avenir ne sera qu'une source de déception et un pas de plus vers la catastrophe finale.

Il est bien téméraire d'entreprendre une définition exacte de cet état de bien-être qui caractérise l'euphorie au début de la morphinomanie. Ceux même qui l'éprouvent sont incapables de la traduire. Pour arriver à nous en donner une idée, ils ont recours à des métaphores plus ou moins hardies, empruntées en général au régime des passions et tirées du vocabulaire qui leur est particulier. La surexcitation des facultés intellectuelles et émotives est arrivée chez eux à un tel degré d'hyperacuité que la langue ne renferme point d'expression assez imagée pour la dépeindre.

Chaque morphinomane rapporte à un ensemble de sensations spéciales le « bonheur qu'il ressent ». Les émotifs ne trouvent qu'un terme pour le désigner « Je suis bien » et ils expriment, par là, non pas tant l'état de bonheur psychique que l'état de joie des éléments anatomiques, le bonheur cellulaire, la félicité somatique, si on veut bien me pardonner ces comparaisons trop hardies. C'est, pour eux, le bien-être physique, dans sa plus haute expression ; il est produit, de toutes pièces, par l'exaltation du système cérébro-spinal, tant il est vrai qu'il peut s'opérer comme une sorte de dissociation entre la joie physique et le plaisir moral.

Dans cet ordre d'idées on peut établir une distinction tout artificielle, je me hâte de le dire, entre les intellectuels et les émotifs.

VI. — *Ivresse intellectuelle.*

Chez les premiers, l'effet de l'imprégnation morphinique se fait sentir plus vivement sur les régions de l'entendement. Les facultés de l'intelligence se trouvent exaltées sous l'influence vraisemblable de l'hyperhémie passagère des régions cérébrales qui les tiennent sous leur dépendance.

Certains écrivains restent stériles et frappés d'impuissance s'ils ne peuvent se faire leur piqûre : le travail leur répugne, faute de moyens de l'exécuter. Dès qu'ils sont en puissance de morphine, au contraire, ils produisent autant qu'ils le veulent et ce qu'ils veulent.

Des savants en grand nombre, des littérateurs et des

membres de l'Institut, n'ont pas d'autre stimulant que la morphine.

Le professeur Ball racontait dans une de ses très intéressantes leçons du dimanche, à la Clinique de Sainte-Anne, ce fait des plus démonstratifs. Un résident anglais se rendant à un rendez-vous avec un Nabab, vit arriver quatre porteurs transportant sur une civière une masse inerte, enveloppée de couvertures. Au bout d'un instant. ce qui paraissait être un cadavre s'agita et se leva : c'était le ministre du Nabab, qui venait de prendre sa ration d'opium. Et le diplomate ajoute qu'il fut vaincu par l'astuce de cet opiophage. Or, pour qu'un Anglais avoue s'être laissé dépasser par un Indien il faut qu'il ait eu affaire à un homme vraiment fort.

Tous ceux qui ont observé des morphinomanes, ont pu voir des hommes ou des femmes, soit dans la vie courante, soit dans une occasion plus ou moins solennelle, perdre tout à coup la verdeur intellectuelle nécessaire dans le commerce ordinaire de la vie. Peuvent-ils se faire une piqûre la lucidité leur revient avec la mémoire et souvent l'esprit et la gaîté.

Telle femme remplit un salon élégant, de son charme et de sa gaîté, qui ne doit son entrain qu'à une piqûre de morphine qu'elle vient de se pratiquer.

VII. — *Morphinomanes et paralysie générale.*

L'hyperhémie passagère du cerveau paraît être la cause intime, presque certaine, à laquelle il convient de rapporter la période d'euphorie des morphinomanes.

Et je ne puis m'empêcher d'établir quelque rapprochement entre cet état transitoire provoqué par une intoxication et la forme expansive du début dans la paralysie générale des aliénés, alors que la maladie, à peine soupçonnée, ne se révèle que par ce qu'on est convenu d'appeler des prodromes.

Dans l'un comme dans l'autre état, nous observons ce sentiment de bien-être exagéré, cette activité intérieure qui pousse le sujet qui en est atteint, morphinomane ou paralytique général, à concevoir des projets, à entreprendre, au moins virtuellement, des choses qu'il n'eût jamais songé à réaliser autrefois.

Ces projets, ces entreprises n'ont quelquefois rien d'absurde ni de contradictoire. Ils peuvent être en rapport avec la situation de fortune et la profession de celui qui les conçoit, mais ils se trouvent en désaccord avec ses goûts et ses habitudes antérieurs.

On peut les considérer comme une production surajoutée, artificiellement créée, sous l'influence du trouble congestif dont souffre leur cerveau. Ecoutez-les parler : il semble que leur existence s'écoule au milieu d'un songe : on les compare à ce moment à des hypnotisés placés en état de somnambulisme, vivant automatiquement, et n'est-elle point purement automatique cette puissance congestive qui provoque de toutes pièces, des sentiments de bonheur, des impressions, perçues avec jouissance, de satisfaction, de béatitude, de contentement intérieur, coïncidant avec l'idée de puissance générale capable de créations nouvelles et d'efforts surhumains ?

Le paralytique à la période du début, alors qu'il n'est pas encore en proie à ce travail de déchéance progressive sous l'influence duquel les facultés se dégradent de plus en plus, nous affirme que les énergies de son cerveau, de ses muscles, sont décuplées : J'écrirais des livres, me disait un jour un de ces malades parfaitement illettré. Nest-ce point là le fait de nos « euphoriques » qui, sous l'empire de leur poison, bâtissent des romans, de toutes pièces, les ont en puissance dans le cerveau, et à qui il ne manque que l'habitude d'écrire, que l'instrument forgé par l'expérience pour en doter les bibliothèques.

Le paralytique comme le morphinomane se servent des mêmes expressions pour désigner cet état de béatitude si difficile à dépeindre mais qui semble reconnaître, chez l'un et l'autre, une origine identique : Je vois tout en rose ! disent-ils. Leurs fonctions à tous les deux passent momentanément par une période d'excitation morbide où elles manifestent une exaltation et une suractivité véritablement insolites.

L'un et l'autre subissent la tyrannie de l'inspiration, provoquée par la stimulation pathologique involontaire des facultés intellectuelles. L'un et l'autre manifestent des aptitudes imprévues, montrent des ressources d'imagination et d'esprit dont personne n'eût soupçonné l'existence. Ils peuvent inventer des procédés nouveaux, découvrir des combinaisons inconnues.

L'un et l'autre sont communicatifs : leur physionomie est éveillée : leur satisfaction intérieure s'y trouve peinte en un épanouissement involontaire. Ils se montrent optimistes, leur philanthropie n'a pas de bornes : leur charité est sans limites. Les régions émotives de leur encéphale sont montées à une tonalité élevée et l'exubérance de la vie s'étale, aux yeux de tous, par une intensité morbide des sentiments affectifs.

Nous constaterons, plus loin, au chapitre de la responsabilité du morphinomane, que l'analogie de cette classe d'intoxiqués si spéciale et si intéressante, avec la paralysie générale s'étend autrement loin encore. Nous les verrons manquer de délicatesse, oublier les convenances, jusqu'à en arriver dans leurs relations d'amitié ou d'affaires, à user, sans aucun scrupule, des moyens les plus frauduleux.

Nous les verrons afficher un cynisme révoltant, provoquer les passants dans la rue, négliger le soin de leur personne, s'abandonner à la malpropreté et enfreindre inconsciemment les règles de la politesse la plus élémentaire. Nous suivrons leurs impulsions morbides, qui les poussent jusqu'à compromettre leur fortune et leur honneur.

Enfin, et pour que rien ne manque à ce tableau comparatif si curieux, pour que la similitude des deux états se poursuive complète, nous retrouverons chez le morphinomane, ce priapisme si remarquable chez le paralytique au début de la période expansive, qui les pousse à commettre des actes de lubricité inconsciente.

VIII. — *La morphine exalte l'énergie vitale.*

Les morphinomanes, ainsi que je le disais tout à l'heure, sont impuissants à nous représenter en termes suffisants les bienfaits de l'euphorie. C'est que nous analysons facilement l'état de plaisir, quand il a pour origine un motif d'ordre intellectuel ou sensitif ; c'est un jeu pour nos psychologues modernes. Mais le sentiment de jouissance intime et profonde, le bonheur artificiel que ressent le morphinomane naît de l'intimité même de ses tissus : il est, primitivement, d'ordre purement somatique.

Il est le produit direct de la cellule nerveuse en état de jubilation; or, il n'existe point d'images assez puissantes pour le décrire.

La morphine se substitue à la vie : elle détermine dans l'intimité moléculaire du système nerveux, un ébranlement qui augmente, décuple, centuple la vitalité propre, les réactions spécifiques des éléments qui le composent. Or qu'est-ce que le plaisir, qu'est-ce que le bonheur comme réaction physiologique, appréciable et tangible, sinon, une exaltation de la vie, une surexcitation de l'énergie dans certains territoires nerveux, transmise par ceux-ci à l'économie tout entière, au système artériel, surtout aux vaso-moteurs que nous verrons plus tard jouer un rôle prépondérant dans la physiologie pathologique du morphinomane.

Et si vous assistez à cette transformation magique qui s'opère subitement, chez le morphinomane, lorsqu'il passe de l'état de privation à l'état d'euphorie, il vous parlera dans les premiers temps toujours, c'est-à-dire à la période où l'éréthisme se manifeste encore à l'état aigu, de béatitude ineffable; il vous décrira le bien-être qui court avec le sang tout le long des veines, la douce et bienfaisante chaleur qui envahit tout son corps et l'emplit d'effluves enivrants. Il rapprochera, peut-être, cet état de la délicieuse sensation d'alanguissement qui accompagne les premières caresses de l'être aimé.

L'idée de sa puissance le transporte de ravissement; il considère volontiers sa force intellectuelle, l'intensité de ses sensations, comme surhumaines, et il possède vraiment la *vision en rose* des réalités de l'existence.

L'avenir s'efface; les chagrins habituels de l'existence sont à peine ressentis : il n'y songe plus pour mieux dire. Les soucis, les milles préoccupations qui nous assaillent et qui pour lui constituent un lourd fardeau dans le cours ordinaire de la vie, passent inaperçus. Il a tout oublié, et l'état de rêve dans lequel l'a plongé la morphine n'est pas si éloigné de l'état de somnambulisme des hypnotisés. Il s'est opéré chez lui comme une déviation de l'axe sensitif.

La morphine agissant comme eupnéique, il respire librement ; sa circulation est devenue plus active, son cœur bat plus énergiquement et son pouvoir distributeur se trouve accru. Son appétit est surexcité et les fonctions générales de nutrition participent à cette surexcitation. Les rouages de l'organisme qui provoquent par leur fonctionnement, chez la plupart de nos prédestinés à la morphinomanie, une sensation de malaise habituel, se meuvent silencieux, et les mille douleurs vagues qui affligent tant le morphinomane, en dehors de son imprégnation toxique, ne se manifestent plus.

Et en regard de cette anesthésie morale et végétative, contraste étrange ! une sorte d'hyperesthésie généralisée manque rarement dans l'état d'euphorie : les sens ont acquis une acuité exceptionnelle et inconnue jusque là. Les voix qu'il entend lui paraissent une douce musique ; les objets les plus indifférents prennent à sa vue des aspects imprévus, et leurs contours deviennent des lignes exquises. Il se sent envahi par un immense besoin d'aimer, et la bonté rayonne sur son visage alangui par ses rêvasseries. Les fonctions génitales sont accrues : il se sent de ce côté les plus merveilleuses aptitudes, contrastant singulièrement, la plupart du temps, avec ses habitudes antérieures et sa faiblesse accoutumée.

« Chez la femme, dit le professeur Ball, la morphine détermine une semi-anesthésie voluptueuse qui la fait rêver de scènes plus délicieuses encore que la réalité ; c'est surtout dans les combinaisons galantes, si fréquentes à Paris, qu'on recherche la morphine pour l'ivresse qu'elle prête à des plaisirs factices. Il y a même à Paris des clubs de morphinomanes ; les hommes y sont reçus, mais non recherchés : on peut se passer d'eux. C'est dans le secret de ces orgies féminines qu'on trouve l'explication de cette fureur de presque tous les morphinomanes à faire du prosélytisme. »

Ai-je besoin d'ajouter que chaque sujet réagit suivant les dispositions qui lui sont propres, suivant les aptitudes déterminées de son système nerveux, et que mille variations peuvent être créées sur ce thème fécond, suivant la puissance imaginative des sujets.

Hélas, tout bonheur ici-bas est éphémère, et le plus souvent sans lendemain : les joies physiologiques ont le même sort que leurs sœurs dans l'ordre purement psychologique. La sensation suraiguë de jouissance, cette hyperesthésie des régions sensitives du cerveau qui n'est en somme que le désespérant mirage du bonheur au royaume des chimères, ne dure pas même l'espace d'un matin, et à sa place le morphinomane ne trouvera plus jamais que son souvenir diminué, réduit à des proportions si minimes qu'il ne constituera plus un plaisir, une jouissance, mais la satisfaction d'un besoin.

La ration de luxe a fait rapidement place à la ration de soutien : l'énergie nerveuse surexcitée est vite tombée par suite d'une dépression réactionnelle, — par usure trop rapide vraisemblablement — au-dessous de la tonalité habituelle. Ayant trop produit, en un court espace de temps, elle est momentanément tarie, et pour la ramener à son taux habituel, pour lui communiquer l'intensité simplement nécessaire à l'entretien de la vie, il est devenu indispensable de lui fournir l'aliment factice, grâce auquel elle la retrouve au prix de désordres considérables.

Cet aliment ordinaire, cette ration d'entretien c'est la morphine à la dose qui jadis provoquait les sensations de jouissance, l'état d'euphorie, et qui désormais ne servira plus qu'à ramener à son niveau la pression vitale défaillante sans qu'aucune sensation agréable se manifeste.

C'est à partir de ce moment que s'impose l'esclavage de la morphine, aussi tyrannique que celui de la faim et de la soif, plus impérieux que toute nécessité vitale, besoin intellectuel, besoin sensitif, besoin physique auquel l'infortuné morphinomane reste en proie, j'allais dire toute sa vie — je me reprends, jusqu'à sa guérison définitive.

Se trouve-t-il fortuitement, par maladresse, imprévoyance, ou obligation, privé quelques heures de sa solution indispensable, l'horrible tourment de l'abstinence, le supplice de la privation commence, pour aller en s'exaspérant jusqu'au moment où l'aiguille libératrice rendra à son organisme le dynamisme qui lui manque, et ramènera à son niveau normal la tension abaissée.

Le morphinomane en voyage, ou simplement hors de chez lui, est malheureux ; l'obsession l'envahit de se trouver privé de son soutien nécessaire. Qu'on juge de l'état lamentable dans lequel sont plongées ces infortunées que les agents des mœurs amènent à la préfecture de police et qui fouillées à leur entrée au dépôt, se voient séparées brusquement de la solution et de la seringue. La langue se refuse à décrire les tortures, tant physiques que morales, auxquelles ces malheureuses créatures sont livrées. Et pourtant il me faut tenter de les décrire.

IX. — *L'abstinence.*

S'il fut jamais revers pénible et brutal à une situasion agréable, c'est bien ici. Dans l'ordre physiologique, somatique pour mieux dire, comme dans l'ordre psychologique, un plaisir est acheté le plus souvent au prix d'une douleur consécutive.

Quand il s'agit de morphinomanie comme de toute intoxication passionnelle, le rapport du premier à la seconde est comme un est à 1000, car le premier est éphémère et s'envole comme une vaine fumée, tandis que la seconde est durable et persistante.

Le plaisir manque quelquefois, la torture qui le suit ne fait jamais défaut. Son apparition, pour être plus ou moins brusque, n'en est pas moins fatale, et nul ne peut se vanter d'y échapper.

Le lecteur m'a compris : je veux parler de cette torture inénarrable qui accompagne *l'abstinence* et qui se manifeste invariablement chez tous les morphinomanes, sitôt qu'ils se trouvent soustraits à l'influence de leur poison d'habitude.

Si la passion morphinique est d'origine thérapeutique, si elle reconnaît pour cause première la nécessité de calmer des douleurs physiques, on voit celles-ci réapparaître souvent plus aiguës qu'avant.

Dans tous les cas, l'abstinence volontaire ou imposée provoque tout d'abord un état de malaise vague, une sensation de froid, mais de froid profond circulant avec le sang, engourdissant l'intelligence aussi bien que les forces physiques. Les malades nous disent qu'ils ont froid dans les os ; ils souffrent, en effet, de frissons prolongés ; de longues ondulations. leur parcourent la peau et, même couverts de chauds vêtements, ils présentent le phénomène de la « chair de poule ».

Ce n'est là que le début d'un ensemble de souffrances dont le seul tableau est propre à pénétrer d'effroi les courages les plus robustes.

Bientôt une sensation de défaillance intolérable se manifeste : le morphinomane devient angoissé. Sa face se grippe, son nez se pince, le pouls devient petit, lent, des baillements intolérables surviennent coup sur coup. Une céphalalgie atroce leur arrache des cris : le larmoiement, la rougeur des pommettes sont l'indice de troubles importants du côté de la circulation céphalique. Un peu plus tard survient, outre des désordres intestinaux, une diarrhée profuse extrêmement pénible qui tourmente le malade placé dans un état de vive souffrance générale. La soif arrive, la langue est sèche ; quelques rares vomissements, une inappétence complète, ou plutôt une véritable horreur pour tout aliment complètent le tableau. L'excrétion urinaire se fait rare ; elle est suppléée souvent par des sueurs profuses. Est-il besoin d'ajouter que l'éphémère suractivité générale du début a fait place à la frigidité absolue. Depuis longtemps d'ailleurs l'aménorrhée s'est révélée chez la femme morphinomane, et nous verrons plus loin quel parti on peut tirer de la morphine dans la pratique ordinaire, comme hémostatique.

Ces quelques heures semblent une éternité de souffrances, devant laquelle les plus courageux perdent quelquefois leur fermeté.

« Je ne chercherai pas, dit le Dr Jennings, à faire l'analyse des sensations accusées à ce moment. Je dirai, seulement, que les malades se plaignent constamment d'inquiétudes et de sensations de froid (surtout dans les tibias), qui sont remplacées par un sentiment de bien-être, de chaleur après la piqûre. Pour décrire la *sensation-sentiment* de désir inassouvi on dit généralement le *besoin* de morphine, mais c'est là une expression qui fait bien mal comprendre ce qu'éprouve le morphinomane en état de privation. Il y a, pour emprunter un mot anglais, un *craving*, un appétit inassouvi, mais à côté de cela il y a encore l'état mental de désir non satisfait, l'aspiration continue vers une seule pensée — la piqûre à venir — sorte de *Yearning*, qu'on pourrait appeler nostalgie de la morphine. »

Le malade ne peut rester en repos : tourmenté par un pressant besoin de mouvement, il essaye à le satisfaire en se promenant de long en large dans sa chambre. Il n'a pas fait deux fois ce manège qu'une lassitude extrême s'empare de lui. Contraint par elle de se jeter sur sa chaise-longue ou sur son lit, il n'y est pas depuis deux minutes que l'agitation intérieure qui le domine l'oblige à se relever.

C'est de ces besoins opposés de mouvement et de repos que naît l'agitation extrême, angoissante au plus haut degré qui caractérise l'état d'abstinence.

Pour Marmé (de Gottingue) les symptômes qui caractérisent la période d'abstinence ne sont que le résultat de l'empoisonnement aigu par l'oxyde de morphine. Cet oxyde de morphine formé dans l'organisme par le fait des réactions des liquides sur l'alcaloïde, peut être produit expérimentalement, et si on l'injecte à des animaux il détermine de la somnolence, de la diarrhée, des vomissements, et à haute dose le collapsus et la mort.

La morphine serait dans cette hypothèse l'antidote de l'oxyde produit par elle.

Parmi les douleurs vagues dont se plaint particulièrement le morphinomane en état de besoin, il en est une absolument expliquée par la physiologie pathologique, je veux parler de l'hépatalgie. La morphine s'élimine surtout par l'intermédiaire du foie; celui-ci incessamment traversé par le poison s'irrite, se congestionne, et réagit par une foule de sensations douloureuses perçues à son niveau.

Un état de vague souffrance généralisée, est dû à la dislocation de tout l'être répondant à un défaut de coordination entre l'impulsion du cœur et la résistance vasculaire. Il y a entre ces deux éléments primordiaux de la circulation, une lutte provoquant une gêne respiratoire quelquefois considérable, des suffocations extrêmement pénibles, des pandiculations insupportables, des baillements, un besoin d'étendre les bras, pour développer l'amplitude de l'inspiration et appeler dans le poumon une plus grande quantité d'air.

X. — *Dépression de l'énergie vitale.*

La vie est diminuée parce que son champ d'action est moins largement irrigué : les vaisseaux spasmodiés résistent à l'ondée sanguine, et comme l'impulsion du cœur se trouve affaiblie, il se produit ainsi une double cause d'ischémie pour les tissus. Leur vitalité et l'entretien de leurs fonctions en sont altérés, et ainsi se trouve provoquée cette habituelle imminence de syncope, avec sensation de mort prochaine, supplice permanent qui empoisonne l'existence du morphinomane sitôt qu'il est privé de son soutien habituel.

C'est donc bien réellement une douleur physique que provoque l'abstinence, douleur de même nature que la satisfaction due à l'imprégation morphinique. Qu'on en place le siège où l'on voudra, qu'on en fasse une réaction spécifique de système nerveux central ou le résultat de la diminution de l'intensité circulatoire, il n'en est pas moins vrai que les éléments moléculaires, primitifs, se trouvent ici en état de souffrance, comme nous les avons vus plus haut en état de béatitude sous l'influence excitante de l'alcaloïde.

La privation de morphine ne porte point son action spécialement sur le centre intellectuel ou sensitif ; elle modifie la nutrition dans ses ressorts les plus intimes et les plus profonds.

Et voilà comment doit s'entendre ce mot de *besoin vital* créé par la morphine au sein de l'organisme humain, mot prononcé la première fois par le professeur Charcot, si j'ai bonne mémoire. Ce besoin est réel : il est à la fois moral et physique, moral par retentissement sur les centres nerveux auxquels aboutissent en dernière analyse, toutes les impressions recueillies à travers le corps par le système nerveux périphérique, aussi bien en ce qui concerne la vie purement négative que pour ce qui a trait à la vie de relation : physique, parce que la morphine est devenue chez notre passionné un aliment dont l'absorption habituelle constitue une impérieuse nécessité.

Vient-il à manquer, ou sa ration est-elle insuffisante ? L'inanition survient — une inanition spéciale avec ses symptômes caractéristiques, mais qui diffèrent en apparence, suivant l'idiosyncrasie particulière, suivant la constitution du sujet, sa prédisposition nerveuse et sa sensibilité propre.

Pourtant on peut ranger ces symptômes généraux sous deux formes distinctes, suivant qu'ils s'accompagnent d'excitation ou de dépression. La contradiction la plus formelle et la plus inexplicable règne en maîtresse dans ce royaume de la morphinomanie et ne laisse guère place aux déductions de la logique. Ne semble-t-il pas en effet que la cessation du médicament doive amener des phénomènes absolument contraires à ceux qu'il avait produits ? Rien n'est moins vrai, et au delà de la période prémonitoire décrite plus haut, les morphinomanes abstinents peuvent suivre deux directions absolument opposées. Bien plus, on les voit, quelquefois, passer de l'excitation à la dépression dans l'espace de quelques heures, donnant ainsi sous une apparence réduite, l'illusion de la folie circulaire.

Tantôt le morphinomane abstinent est pris d'une somnolence invincible qui l'oblige à garder le lit ; tantôt une insomnie rebelle vient entretenir chez lui un état de surexcitation des plus pénibles. Dans le premier cas, la face est vultueuse et congestionnée ; dans le second, la physionomie affaissée, les traits tirés sont caractéristiques d'une ischémie générale des régions supérieures.

Chez les uns, la force musculaire est réduite à zéro ; le plus léger effort leur devient impossible. Chez les autres, la suractivité générale se manifeste en un besoin incessant de locomotion et par des impulsions automatiques, véritables réflexes cérébraux, dans lesquelles leur puissance se trouve décuplée. Ils arrivent à briser les objets les plus résistants, dans un moment de fureur, et frappent avec une violence incroyable les personnes ou les animaux de leur entourage.

Les réflexes, en général, se trouvent exagérés dans cette période d'excitation. Le moindre bruit les fait tressaillir : la lumière leur est tellement pénible qu'ils se résignent quelquefois à vivre dans l'obscurité complète. Leur sensibilité tactile est accrue au point que le plus anodin contact leur devient pénible. L'éternuement est fréquent dans cette période, le moindre courant d'air, le plus léger refroidissement sont le point de départ d'une névralgie ou d'un malaise qui ne se montrent nullement en rapport avec la cause qui les détermine.

Du côté de l'intelligence les modifications résultant de la privation sont peut-être plus marquées encore. Ce qui domine surtout c'est l'effondrement de la volonté. Ses ressorts sont devenus impuissants, sa résistance est détruite. De là ces impulsions qui désolent les malades et leurs familles, impulsion à frapper, à détruire, impulsion à commettre des actes contraires à la morale, à fuir, à voler, à tuer même, ou à se détruire comme les exemples n'en sont pas rares.

De là aussi ces désordres qui confinent à la folie ; qui y aboutissent quelquefois, céphalalgie, inquiétudes nocturnes, état vertigineux, illusions sensorielles, peurs sans motifs, soupçons imaginaires, et véritable délire des persécutions, — dans certains cas, hallucinations de l'ouïe, de la vue, quand surtout il y a concomitance d'alcoolisme ou que la cocaïnomanie vient compliquer la situation.

Le rapprochement de cet état maniaque arrivé à son degré le plus nerveux, avec le délirium tremens des alcooliques, ne blesse point l'esprit. On croirait à tort que les alcooliques en ont le monopole ; et les accidents développés à *potu nimio* ou à *potu suspenso* se retrouvent dans l'état abstinent des morphinomanes. L'expression de la physionomie, les hallucinations de la vue et de l'ouïe sont communes aux deux intoxications. La nature de ces dernières, si particulière à cause de leur forme agressive, se retrouve des deux côtés et des deux côtés également, on peut arracher les malades à leurs idées, même quand le délire est le plus accentué, et on obtient d'eux, alors, une réponse nette à une question précise.

Nous retrouvons aussi les mêmes symptômes physiques : tremblement, contraction des pupilles, faiblesse et irrégularité du pouls, abaissement de la température, adynamie générale se résolvant en dernière analyse par l'apparition du collapsus.

Le système nerveux périphérique est aussi directement intéressé ; de là ces tremblements, ces soubresauts dans les membres, ces fourmillements, et ces phénomènes convulsifs qui simulent l'hystérie ou ne sont dans la plupart des cas que l'expression d'un retour agressif de la névrose, tenue latente pendant la durée de l'imprégnation morphinique, et se révélant sitôt que commence la période de privation.

Quelle que soit la nature des principaux symptômes qui accompagnent l'abstinence de morphine, quelque longue que soit leur durée, ils aboutissent dans l'immense majorité des cas à une terminaison identique.

Au bout d'un nombre d'heures ou de jours d'abstinence complète, que cette abstinence ait été produite rapidement dans un but thérapeutique, ou que la force des choses l'ait imposée au morphinomane, il s'est produit, chez lui, une série de troubles physiques et intellectuels. Ou bien il est passé par des alternatives diverses d'excitation et de dépression, ou bien l'excitation du début s'est maintenue sans discontinuer. Ce qui n'a pas fait défaut c'est une angoissante *agitation intérieure*, excessivement pénible, coïncidant avec une énorme faiblesse. Peu à peu, insensiblement ou quelquefois subitement, comme sous le coup d'une décharge soudaine, l'engourdissement cérébral se produit. Un épuisement général frappe d'inertie intellectuelle et musculaire le malheureux en proie à des souffrances indicibles.

Les actions moléculaires organiques ont cessé de s'accomplir : il est survenu des crampes, une diarrhée incoercible et quelques symptômes cholériformes. Le refroidissement est considérable : la température s'abaisse parfois au-dessous de 36 degrés, une sueur glacée baigne tout le corps ; la dyspnée est suffocante. Les traits sont altérés, la figure devient livide, le pouls extrêmement lent, est petit, misérable ; la respiration est rare, profonde, quelquefois suivant le rhytme de Cheyne-Stokes et le morphinomane tombe bientôt dans un état de mort apparente.

C'est la période finale, le collapsus, presque inévitable dans tous les cas où la suppression du poison d'habitude survient brusquement.

Si à ce moment précis, où le malheureux intoxiqué se trouve suspendu entre la vie et la mort, le médecin prévenu ne sait pas conjurer le danger, la mort survient, soit subitement, soit au bout de quelques heures.

XI. — *Le collapsus morphinique et la stupeur des aliénés.*

Et cet anéantissement complet de la réaction générale que l'on nomme collapsus, à défaut d'expression plus conforme à la réalité, me paraît infiniment plus rapproché de la mélancolie suraiguë des aliénés appelée stupeur, que du véritable collapsus tel que nous le connaissons en médecine. Succédant souvent chez le morphinomane comme chez l'aliéné à une période de désordres aigus de l'intelligence, il représente véritablement une forme de ces états si curieux de la physiologie nerveuse qu'on appelle les phénomènes d'arrêt.

La stupeur des aliénés a été interprétée de la façon la plus diverse : Pinel en faisait une forme de l'idiotie. Esquirol la regardait comme une démence. En réalité, pour qui veut bien se rendre compte des observations et les interpréter sagement, il n'est point difficile de constater que l'arrêt, la suspension des fonctions humaines supérieures est véritablement le signe le plus saillant de cette forme extrême de la mélancolie.

Les manifestations diverses de la stupeur, sont provoquées par l'*inhibition* de vastes territoires cérébraux ; et celle-ci se trouve vraisemblablement subordonnée à l'excitation violente de certains points mis en vibration intense par quelque cause extérieure ou intrinsèque.

Les régions psycho-motrices, ou psycho-sensorielles par exemple, sont-elles vivement impressionnées par des hallucinations terrifiantes ? Les régions émotives sont-elles soudainement impressionnées par une émotion morale violente, cette irritation localisée retentit sur l'ensemble de l'écorce et abolit momentanément ses fonctions.

Tels, le soldat recevant le baptême du feu, la jeune fille violée, tombent en état de stupeur ; tel l'aliéné mélancolique en proie à des hallucinations terrifiantes et continuelles, obsédé par la vision d'animaux fantastiques, serpents menaçants, ou gnômes grimaçants, subit lui aussi, par dépense exagérée d'énergie nerveuse en un seul point de son cerveau, le phénomène d'arrêt des fonctions nerveuses.

L'usure des forces entretenues artificiellement à grand renfort de poison, de ce poison habituel qui a substitué son stimulus artificiel au stimulus normal résultant des échanges vitaux s'est faite subitement ou peu s'en faut, sitôt qu'est venue à manquer la ration ordinaire du poison excitant. Il n'est nullement téméraire de considérer la région du bulbe comme le lieu d'élection où se produisent ces phénomènes au moment où a lieu le dégorgement progressif des tissus nerveux qui suit la privation de morphine.

Je me garderai bien de pousser plus loin une étude qui serait fatalement incomplète et boîteuse : je tenais à signaler cette hypothèse et je suis heureux de pouvoir contribuer dans une faible mesures à tracer la voie aux savants qu'elle tenterait dans l'avenir.

CHAPITRE IV

L'influence de l'intoxication morphinique sur les fonctions de la vie animale est à ce point considérable qu'on pourrait les subdiviser en autant de manifestations particulières qu'il y a d'organes dans l'économie. Il est aisé de comprendre que l'usage répété et continu du poison amène plus ou moins rapidement l'imprégnation des tissus et porte le désordre dans les rouages multiples de la machine humaine.

Au début de la morphinomanie on n'observe que des troubles dynamiques, variables suivant les sujets comme expression et comme nature. Liés à l'ébranlement du système nerveux, ils représentent comme l'ivresse des alcooliques, un état aigu, une modalité primitive, immédiate de l'empoisonnement, suivant de près la cause productrice et unie à elle par un rapport étroit et direct.

Plus tard, se manifestent des phénomènes à longue échéance; des lésions, des altérations profondes accompagnent le nouvel état comparable à l'alcoolisme chronique et que certains auteurs appellent avec juste raison, pour ce motif, *le morphinisme*.

On doit donc entendre par ce mot l'ensemble des altérations organiques produites par l'abus de la morphine. Le morphinisme succède à la morphinomanie dont il devient la conséquence fatale au bout d'un temps variable suivant les sujets, et j'ai eu au cours de cet ouvrage l'occasion de faire ressortir combien diffèrent de ce côté les deux intoxications impulsives par l'alcool et la morphine, la dipsomanie et la morphinomanie, celle-là aboutissant fatalement à la chronicité, celle-ci y conduisant rarement ses victimes.

I. — *Manifestations cutanées.*

Les désordres physiques produits par l'abus de l'alcaloïde sont les uns apparents, les autres plus ou moins dissimulés. Le diagnostic de l'habitude pourrait presque être fait chez les morphinomanes, pour qui a l'expérience de cette intoxication-névrose d'après leur aspect général. Au bout d'un temps variable, elle a déterminé une sorte de cachexie spécifique qui ne ressemble à aucune autre. Je ne sais même s'il est possible de définir ce que présente de particulier cet aspect, indice absolu d'une misère organique extrême.

Des sujets très jeunes ont l'air vieillot; leur peau a pris une coloration mate, terreuse, gris-plomb, qui n'est pas le teint jaune bien connu des cachexies habituelles; elle a une apparence flétrie toute particulière, presque pathognomonique. La physionomie a perdu son éclat; les yeux sont ternes, caves, bridés; la figure est inerte, sans expression. Des rides précoces se sont formées, dues plutôt à des contractures permanentes des muscles sous-cutanés qu'à la raréfaction du tissu adipeux.

Des poussées d'urticaire se produisent chez quelques

sujets, laissant à leur suite de légères ulcérations dues au grattage.

Au niveau des régions habituellement piquées la peau s'épaissit ; elle prend une consistance lardacée, avec des boursoufflures et des nodosités qui la rendent inégale et absolument typique, et ces mêmes régions présentent comme une sorte de tatouage produit par la trace punctiforme laissée par chaque piqûre.

Par ci, par là, on trouve des indurations tubéreuses du tissu cellulaire, plus ou moins volumineuses, dures, bosselées, variant de la grosseur d'un pois à celle d'une grosse noix.

Deviendront-elles *des abcès* ? Peut-être. Dans ce cas, au bout de quelques jours, il se développera à leur niveau, une légère rougeur accompagnée d'un peu d'élévation locale de la température. Elles seront plutôt douloureuses au contact que par réaction spontanée. Le malade s'en inquiètera à ce moment. Un traitement émollient, immédiatement appliqué, hâtera la formation d'une légère collection purulente qui se videra spontanément, car l'intervention du chirurgien n'est guère réclamée à raison du manque de réaction générale et de l'absence de douleur. La suppuration se tarira vite, et il restera une cicatrice indélébile.

Parfois un léger phlegmon circonscrit succède à ces indurations tubéreuses, et le Dr Jacquet cite même, dans sa thèse, une observation où des abcès de ce genre furent suivis d'ulcérations rebelles. Le Dr Regnier constate dans sa thèse inaugurale que des érysipèles souvent très étendus et particulièrement graves peuvent se développer autour de ces phlegmons.

Il a eu l'idée d'examiner, au point de vue bactériologique, le pus des abcès, des morphiniques ; il l'a trouvé rempli de streptocoques et les cultures de gélatine et d'agar ensemencées avec ce pus donnèrent des colonies pures de ce microbe.

Plusieurs causes viennent d'ailleurs s'unir pour provoquer, chez les morphinomanes, ces abcès souvent nombreux et volumineux qui constituent une des plus pénibles infirmités des adeptes de la morphine.

La dyscrasie spéciale à l'intoxication entre comme facteur important dans leur développement: la preuve en est dans ce fait que de longs mois après que l'habitude a cessé il s'en produit encore. Il en survient même dans les lieux où jamais ne fut pratiquée la moindre piqûre: Etudiés par Trélat ces abcès par migration microbiennes sont dus au transport d'éléments septiques à travers l'organisme par l'intermédiaire des courants sanguin et lymphatique.

Le peu de soin avec lequel certains morphinomanes de la troisième période traitent leur arsenal doit contribuer au développement de ces lésions locales. Il n'est pas rare de voir la seringue armée de son aiguille rouler par terre, traîner dans des tiroirs mal tenus, en contact avec de la poussière, avec des déjections même. Elle a échappé des mains de l'opérateur au moment où vaincu par la fatigue, en proie au besoin impérieux de repos qui suit les piqûres, il se laisse aller au sommeil, oublieux de tout, abruti, en état d'ivresse, incapable de soigner même ces objets qui l'intéressent le plus, qui sont devenus partie prenante essentielle dans sa vie. La négligence s'étend souvent assez loin pour lui faire oublier cette précaution élémentaire qui consiste à priver complètement d'air sa seringue, avant de pousser l'injection. L'introduction d'air plus ou moins chargé de poussière, vicié peut-être par des germes septiques : microbes, spirilles, sporules, doit entrer comme un facteur important, dans le développement des abcès.

D'autre part, à mesure que l'imprégnation morphinique altère et modifie la vitalité des tissus et affaiblit leur résistance, la production des abcès devient plus fréquente. Il n'y a pas que la peau et le tissu cellulaire sous-cutané qui soient rendus plus sensibles et plus *ensemensables;* il est prouvé que la tendance à la suppuration, est considérablement accrue chez les morphinomanes, et que la pneumonie en particulier suppure facilement chez eux.

Enfin certaines diathèses semblent favoriser particulièrement l'évolution de ces accidents locaux. Elles font de la peau un terrain d'élection sur lequel la moindre irritation devient le point de départ de désordres plus ou moins graves. Cette irritation est portée au plus haut degré par l'introduction d'une solution de morphine plus ou moins altérée, quelquefois même plus ou moins propre.

C'est ainsi que M. le professeur Charcot estime que les abcès des morphiniques reconnaissent pour cause la scrofule. M. Desprès admet cette même origine : il va même jusqu'à nier l'influence de la contamination par la seringue ou le liquide à injecter, et compare les altérations de la peau survenant dans ce cas à celles produites par les gommes syphilitiques des strumeux.

Il importe de savoir que chez les syphilitiques adonnés aux pratiques de la morphinomanie, il n'est pas rare de rencontrer des phlegmons circonscrits à allure toute spéciale accompagnés d'un décollement de la peau plus ou moins considérable, et présentant des ouvertures qui demeurent fistulaires, et laissent écouler, par leurs bords taillés à pic, un liquide sanieux généralement peu abondant.

Ces ulcérations rebelles à tout traitement guérissent rapidement par des applicattons locales de bichlorure ou de biiodure de mercure et un traitement général anti-syphilitique.

J'ai eu l'occasion d'en observer un cas tout à fait typique : mon malade était porteur à la cuisse droite (depuis plus de six mois) de semblables accidents consécutifs à des piqûres. Au bout de huit jours de traitement spécifique rigoureux et d'applications mercurielles locales, la réparation était faite.

Quelques morphinomanes ont le corps littéralement couvert d'abcès, les uns en évolution, les autres en période de réparation.

A peine y prennent-ils garde tellement, comme je le disais plus haut, le manque de réaction douloureuse, l'analgésie de la peau est absolue chez la plupart d'entre eux.

Ils s'inquiètent souvent, outre mesure, lorsqu'il leur arrive de se casser une aiguille dans les tissus : j'ai donné mes soins à une dame morphinomane qui s'était ainsi brisé sous la peau plus de dix aiguilles, dans presque toute leur longueur, pendant une période de plusieurs années consécutives d'habitude morphinique. Aucun accident local n'était venu révéler la présence de ces corps étrangers dont les migrations à l'intérieur avaient du se produire, car on ne les sentait pas au point où elles s'étaient cassées.

J'ai souvent remarqué que, la peau des morphinomanes invétérés, s'épaissit et se durcit : il s'y développe une sorte de sclérodermie particulière, favorisant singulièrement le bris des aiguilles. De là, la nécessité de changer le lieu des injections : est-il besoin de dire que cette tendance du derme à s'indurer est vite généralisée et que les piqûres deviennent aussi difficiles à pratiquer sur un point que sur un autre.

Par un sentiment de coquetterie justifié, les femmes se piquent souvent en des régions dissimulées aux regards : les cuisses, le pubis, les régions fessières latérales sont ordinairement leur lieu d'élection. Les hommes choisissent plus volontiers les bras.

II. — *Troubles digestifs.*

Au premier rang des désordres produits par le poison morphinique à l'intérieur de l'économie, doivent se placer les troubles les plus sérieux de l'appareil digestif.

Les morphinomanes ont la *bouche* pâteuse, la langue chargée et blanche : ils sont quelquefois tourmentés par un goût spécial qu'ils ne savent définir, qui se rapporte à une sensation métallique et qui est extrêmement désagréable par sa persistance. Aussi voyons-nous certains d'entre eux se rincer vingt fois par jour, la bouche avec une eau parfumée dentifrice, eau de menthe, etc.; leurs gencives saignent au moindre contact un peu dur, quelquefois même spontanément.

Leurs *dents* sont cariées de bonne heure et leur haleine est ordinairement fétide.

Les altérations dentaires chez les morphinomanes ont fait le sujet d'une fort intéressante communication du Dr Combes, à l'Académie de Médecine. L'éminent spécialiste a eu l'occasion d'observer chez plusieurs tributaires de la morphine des lésions locales à marche régulière et les décrit avec beaucoup de talent. La carie de la morphine attaque d'abord les grosses molaires par leur face triturante et les creuse d'une cavité profonde; elle s'étend ensuite aux bicuspides, aux incisives, et en dernier lieu aux canines, dont l'extrémité conique s'excave en forme de cupule. C'est l'ivoire qui est le siège de l'altération, laquelle est presque indolore, ne s'accompagne pas de périostite et marche avec une extrême rapidité. M. Combes a vu des malades qui n'avaient plus une seule dent intacte un an après le début de la première carie. La destruction des dents coïncide quelquefois avec la chute des cheveux, quelque soin que prenne de sa chevelure le malheureux intoxiqué.

Je me hâte de dire que ce qui est la règle pour les dents cesse de l'être pour les cheveux; il n'est pas rare de les voir abondants et magnifiquement développés chez d'anciennes morphinomanes, et il semble même dans ce cas que l'intoxication habituelle leur fournisse une exceptionnelle vigueur.

Il n'est pas d'anciens morphinomanes qui digèrent normalement. Leur appétit tout d'abord est tellement diminué, la sensation de la faim est si atrophiée chez eux, que les heures des repas arrivent sans qu'ils y songent. Envisagée sous ce jour, la morphine tient véritablement lieu d'aliment, elle anesthésie l'estomac et rend l'inappétence quelquefois complète.

Tout morphinomane est presque fatalement *dyspeptique;* mes recherches de ce côté m'ont appris qu'une double cause venait provoquer cette dyspepsie spéciale. La première n'est autre que l'épuisement nerveux amenant a paresse de la couche musculeuse à l'estomac et rendant les contractions de l'organe insuffisantes ou nulles.

III. — *Élimination de la morphine par l'estomac.*

La seconde moins connue consiste en l'élimination de la morphine placée sous la peau par la muqueuse gastrique. Son importance se trouve confirmée par les recherches de M. Hitzig, professeur de neurologie à la faculté de médecine de Halle. Le savant observateur avait remarqué que les matières vomies par un chien, narcotisé à l'aide d'injections sous-cutanées de morphine, déterminaient assez rapidement des vomissements chez un second animal qui les déglutissait. Il en avait conclu que la morphine devait dans ce cas être éliminée par l'estomac.

Ces expériences ont été reprises, dernièrement, par M. le Dr Konrad Alt (de Halle), assistant à la clinique des maladies nerveuses de cette université.

Je ne puis entrer ici, dans le détail de ses recherches, qu'il me suffise de dire qu'il a constaté que deux ou trois minutes après une injection de morphine on en constate déjà une certaine quantité dans l'estomac; la proportion augmente durant une demi heure environ, puis elle diminue progressivement et au bout d'une heure on ne retrouve plus aucune trace de cette substance dans la cavité stomacale.

La totalité de la morphine ainsi éliminée peut atteindre la moitié de la dose injectée sous la peau.

Sa présence détermine localement une irritation qui peut aller jusqu'à la nausée ou au vomissement : ces phénomènes si fréquents quand la tolérance de l'organisme vis-à-vis du poison n'est pas encore un fait accompli, disparaissent lorsqu'on pratique le lavage de l'estomac. Ce procédé peut servir à soustraire à l'absorption une grande quantité de morphine, si bien que des doses mortelles ont pu, grâce à son emploi, se trouver supportées par des animaux soumis à cette épreuve.

M. Alt a transporté ces expériences dans le domaine de la médecine humaine. Il a pu injecter sous la peau de trois jeunes gens vigoureux, qui n'avaient jamais fait usage de morphine, trois centigrammes de cette substance, sans que ni l'un ni l'autre ne présentassent le même symptôme, qu'on put mettre sur le compte de l'empoisonnement consenti : il avait eu soin, en effet, de pratiquer immédiatement après l'injection des lavages de l'estomac, vidé du reste au préalable par le syphon. Dans le liquide ainsi retiré, il a constaté la présence de la morphine dans les mêmes délais que ceux observés chez le chien.

Signaler les conséquences pratiques de ces constatations est dire leur importance. Le lavage de l'estomac sera pratiqué, le plus tôt possible en cas d'intoxication volontaire ou accidentelle déterminée par les injections de morphine. Les applications de cette intéressante découverte en médecine légale sautent aux yeux : c'est dans le contenu tomacal qu'on aura le plus de chance de retrouver de petites quantités de morphine lorsqu'il s'agira d'un empoisonnement que l'on suppose imputable à des injections hypodermiques de cet alcaloïde.

Enfin, les constatations de M. Alt nous apprennent que la voie d'élimination la plus directe et la plus considérable est constituée par le tube digestif, et que les fèces renfermeront, ce que l'expérience a d'ailleurs démontré, la majeure partie de l'alcaloïde non utilisé

Je reviens à dessein sur la question des *vomissements*, parce qu'il importe de savoir qu'ils peuvent être provoqués par des modifications peu connues du liquide injecté. La solution de chlorhydrate de morphine la mieux préparée subit, en vieillissant, des altérations qui parfois ne sont appréciables que par leurs effets : ces altérations sont dues à diverses causes, les unes intrinsèques : état de pureté plus ou moins absolue de l'alcaloïde, de l'eau qui a servi à le dissoudre, propreté plus ou moins scrupuleuse du flacon, du bouchon ; les autres extrinsèques : propreté de l'aiguille ou de la tubulure de la seringue habituellement plongée dans les flacons pour aspirer le liquide, fréquence des débouchages, action de la lumière sur la solution.

Aussi arrive-t-il quelquefois que des personnes depuis longtemps habituées à l'usage des injections, sont prises tout à coup de vomissements en apparence inexplicables. Les végétations qui se développent au milieu de la solution sont à tort incriminées : il faut savoir que même préparée avec tout le soin désirable la morphine perd avec facilité une molécule d'eau pour se transformer en apomorphine, substance possédant au plus haut degré des propriétés vomitives.

C'est aux produits nouveaux dérivés des oxydations de l'alcaloïde en dissolution qu'il faut, vraisemblablement, attribuer une partie des abcès cutanés, l'autre partie devant être mise sur le compte du défaut d'antisepsie de l'aiguille et surtout de la dyscrasie spéciale qui place le morphinomane dans un état de failebsse cachectique vis-à-vis des moindres causes de maladie auxquelles ses tissus altérés ne savent opposer la plus légère résistance.

Pour en terminer avec les causes déterminantes de

la dyspepsie chez les morphinomanes, je dois signaler les troubles amenés par le poison habituel dans la fonction du foie. Cet organe qui est comme le régulateur du travail digestif accumule et retient dans sa trame une quantité toujours considérable de morphine. Le professeur Ball l'a démontré ainsi que je le cite plus loin, et nos malheureux intoxiqués accusent pour la plupart une sensibilité toute spéciale au niveau de cet organe. Perturbé au début dans ses actes sécrétoires, les parties élémentaires qui le composent sont frappées dans la suite de dégénérescence graisseuse, diminuant, au fur et à mesure de l'envahissement de ses divers territoires, sa vitalité, pour l'abolir plus tard entièrement.

La constipation ne manque jamais, dans la morphinomanie : la morphine agit dans ce sens par deux voies différentes. Son action sur le centre nerveux de la vie végétative est essentiellement calmante et dépressive, et elle assoupit les activités nerveuses tant motrices que sécrétoires et sensitives.

D'autre part son élimination certaine par l'intestin la met en contact immédiat avec l'organe de la digestion ; elle influence, directement, la musculature locale, suspend, annihile le mouvement péristaltique, arrête localement par sa présence seule, les sécretions, endort la sensibilité réflexe de l'intestin, et supprimant ainsi les deux termes de la fonction : contractilité et lubréfaction, elle produit son arrêt.

Cette constipation opiniatre ne cède que lorsque la dose de morphine se trouve soit brusquement diminuée, soit réduite par suite du traitement, à une quantité minime. Il se produit à ce moment une débâcle intestinale et une diarrhée s'installe qui ne laisse pas de présenter une certaine gravité, si on n'y remédie à temps.

Comme conséquence immédiate de la constipation longtemps prolongée, la *stercohémie* survient, et avec elle cet état d'urémie à laquelle, souvent, on est embarrassée pour attribuer une cause. Cette anémie fécale une fois reconnue ou même soupçonnée doit préoccuper le médecin et diriger son traitement.

III. — *Désordres du système nerveux.*

Suivant une règle commune à la plupart des intoxications chroniques, le morphinisme atteint d'une façon toute particulière le système nerveux. Outre les désordres intellectuels, qu'il développe si souvent et qui font l'objet du chapitre suivant de cet ouvrage, les troubles de l'innervation motrice, sensible, végétative, sont aussi multiples que désolant pour ceux qu'ils atteignent.

La *céphalalgie*, sous forme de douleur térebrante, le plus souvent hémicranien, appartient aussi bien à l'excès de l'alcaloïde qu'à son abstinence. Au moment de la privation elle s'accompagne de névralgies ambulantes contractées sous la moindre influence, que le sujet y soit prédisposé ou non, qu'il en ait souffert avant son habitude, ou qu'elles se montrent pour la première fois. Placé dans un indéfinissable état de malaise, d'anxiété, de souffrance vague, sitôt que la dose de morphine se raréfie, il est poussé comme malgré lui à les combattre en l'augmentant. Les organes internes sont tous placés en état d'hyperesthesie ; leur palpation est pénible ; elle provoque des réflexes analogues à ceux qu'on trouve dans l'hystérie.

Les douleurs qu'il ressent, sous quelque influence qu'elles se produisent, ne sont palliées qu'à l'aide d'alcaloïde en excès, ou bien il doit avoir recours à d'autres calmants, toujours à doses élevées, dont les effets toxiques viennent se surajouter à ceux de la morphine.

Les *sens* sont plus ou moins profondément troublés : la période d'état développe d'une façon merveilleuse leur acuité mais vienne l'habitude et surtout l'abstinence de la privation, ils s'émoussent vite. Les altérations du goût et de l'odorat, pouvant aller jusqu'à développer des hallucinations, sont loin d'être rares.

La *sensibilité générale* est atteinte : beaucoup de morphinomanes l'ont diminuée. Chez quelques-uns elle est abolie ; chez d'autres enfin elle est pervertie. On sait, en effet, que certains morphinomanes éprouvent le besoin de se piquer : la piquomanie comme me le disait un des malades que je soignais. La satisfaction de ce besoin provoque une sensation de bien-être, de plaisir qui n'est pas un des moindres attraits de l'habitude passionnelle.

Le *sens musculaire* est parfois atteint : j'ai vu une jeune femme morphinomane qui laissait souvent tomber de ses mains, sans qu'elle eut conscience qu'ils lui échappassent, les objets qu'elle tenait.

Quant à l'*appétit génital* nous l'avons vu exalté, lors des premières piqûres, puis subitement éteint : il se rallume sous forme de fureur priapique, au moment où l'abstinence manifeste ses effets. La poussée du début a été très courte, mais agréable, celle de la période de privation est représentée par un douloureux prurit.

L'*ouïe* et la vue sont le siège ordinaire des sensations morbides chez les morphinomanes : ils ressentent souvent à la suite d'absorption exagérée de morphine, des bruissements d'oreilles qui deviennent bientôt d'intolérables, bourdonnements : plus tard, peut-être, surviendront sous l'influence du réveil subit d'une prédisposition héréditaire, de véritables hallucinations, qui conduiront à la folie leur imprudente victime. Paresseux et comme obstrué, l'organe de l'ouïe chez le morphinomane est perpétuellement en état de tension : le spasme des vaisseaux qui l'alimentent laisse percevoir au malade un souffle isochrone aux mouvements de systole, extrêmement pénible par sa ténacité. Ce léger frôlement suffit quelquefois pour tenir éveillé celui qui en est porteur et le priver par surcroît d'un repos nécessaire.

On ne saurait affirmer que dans tous les cas la pupille des morphinomanes est rétrécie : c'est la règle, je le sais, mais une règle à laquelle de nombreuses exceptions enlèvent une partie de son importance ; d'ailleurs, le réflexe pupillaire fait souvent défaut. Quoi qu'il en soit, les phénomènes que présente l'œil des morphinomanes sont des plus variés et des plus interessants. Ils ont en général de l'asthénopie par paralysie de l'accommodation. Les muscles qui y président ont perdu leur tonicité ; ils participent à l'asthénie générale des éléments contractiles.

Plus tard surviendra peut-être si l'intoxication est poussée plus loin, de l'*amblyopie*, de l'amaurose même, comme Levinstein en cite quelques cas. Les mouches volantes sont fréquemment observées chez les tributaires de la morphine ; souvent, de même que la faiblesse oculaire, elles prédominent d'un côté. L'anémie rétinienne serait la règle chez eux : elle est du moins fort probable. La papille est d'habitude blanchâtre ; les veines sont turgescentes, le champ visuel est rétréci; la dyschromatopsie a été observée.

Quant aux milieux liquides, plusieurs auteurs s'accordent à dire qu'ils sont souvent troubles : je ne saurais rien affirmer à cet égard.

Phénomène autrement appréciable, le morphinomane est véritablement, six fois sur dix, atteint de photophobie ; il aime à vivre dans l'obscurité complète ou relative. La pleine lumière l'irrite et le blesse.

J'ai remarqué également du strabisme intermittent par atonie des muscles moteurs du globe oculaire : il est en général interne et unilatéral et peut s'accompagner de diplopie.

Morphinomanie et hystérie. — Et quand on considère en leur ensemble nosologique ces troubles passagers, intermittents, si variés de la sensibilité spéciale, quand on y ajoute les anesthésies unilatérales, localisées, les hémi-parésies, les hémi-anesthésies qui les accompagnent, on ne peut s'empêcher de trouver entre cet état morbide développé de toutes pièces par l'intoxication morphinique et les phénomènes de l'hystérie un singulier rapprochement.

Le tableau comparatif des deux *névroses* se complète par l'histoire des désordres psychiques si analogues dans l'une et dans l'autre : émotivité considérable, impulsivité, mobilité d'humeur et de sentiments, alternatives d'exaltation et de dépression intellectuelle, et l'on pense vraiment à ranger la morphine au nombre des poisons *provocateurs de l'hystérie.*

Les centres médullaires ne restent point indemnes au milieu de la grande tourmente : les phénomènes les plus divers se montrent, chez les morphinomanes, du côté des membres. Ils y éprouvent les sensations les plus désagréables : depuis la simple lourdeur jusqu'à la paralysie presque complète, toujours momentanée.

Le morphinomane éprouve des sensations bizarres,

vagues, mal définies, ayant pour siège les extrémités des membres, les pieds surtout. Ces sensations surviennent dans le lit au moment où les jambes commencent à s'échauffer : elles se traduisent tantôt par des engourdissements, tantôt par des picotements, comparables à la douleur produite par des piqûres d'épingle, tantôt par des fourmillements et plus rarement par de la brûlure ou des élancements douloureux dans la continuité des deux jambes. Assez souvent une de ces sensations domine, mais dans beaucoup de cas elles existent simultanément chez le même sujet. Des extrémités où elles ont leur siège initial, elles s'étendent assez ordinairement vers le tronc, tout en restant symétriques. Leur intensité est telle dans certains cas qu'elles s'opposent au sommeil, et nécessitent une dose plus considérable de morphine.

Ce n'est pas tout : la sensibilité de la peau devient, chez certains morphinomanes, tellement exagérée, que le simple attouchement en est pénible et que le moindre chatouillement fait bondir le patient, dont la peau se recouvre instantanément de sueur.

Le tremblement des morphinomanes. — On sait combien le *tremblement* des mains est significatif aussi bien chez les alcooliques que chez les intoxiqués par la morphine. J'ai même constaté un tremblement fibrillaire de la langue absolument comparable à celui des paralytiques généraux.

Pour le professeur Charcot le tremblement des jambes ou des mains chez les morphinomanes diffère considérablement du tremblement alcoolique ou sénile. Il résulterait pour lui du mouvement de torsion du membre sur lui-même, provoqué par la contraction alternative et continue des pronateurs et des supinateurs.

Il conseille pour obtenir le tracé de ce tremblement de fixer le tambour de Marey sur le bord du membre. A l'aide de cet instrument on constate des poussées successives de cinq ou six oscillations, d'amplitude inégale mais d'intervalles égaux.

Les lignes d'ascension et de descente sont égales ; elles se joignent en un angle aigu, sans plateau, tandis que, comme on le sait, elles sont reliées dans le tremblement sénile par une sorte d'arc de cercle, tandis que dans le tremblement alcoolique elles présentent cette particularité d'être inégales, celle d'ascension étant très prolongée, celle de descente beaucoup plus brusque.

Levinstein a observé une sorte de trémulation des membres inférieurs, simulant à s'y méprendre la paralysie agitante.

L'état des réflexes, si important à signaler, varie énormément suivant les sujets et suivant que l'imprégnation morphinique est plus ou moins avancée. Je les ai vus exagérés : le réflexe rotulien en particulier, aussi bien à l'état de saturation qu'à la période d'abstinence. L'éternument est très fréquent chez nos intoxiqués : il survient par crises et se reproduit vingt fois de suite. Le moindre bruit provoque chez eux un désagréable sursaut ; leurs sens perpétuellement tendus sont impressionnés par des causes insignifiantes. Leur excitabilité est anormale, ils ont une hyperesthésie généralisée qui se retrouve jusque dans leurs actes psychiques et sensitifs. Leur émotivité est considérable : ils pleurent pour un rien : les moindres évènements prennent à leurs yeux une importance extrême. Ce sont là autant de manifestations automatiques que nous étudierons plus loin, mais que je devais cependant signaler ici à leur place.

La réfrigération morphinique. — L'un des phénomènes les plus remarquables — il ne manque jamais — que présentent les tributaires de la morphine, c'est une sensation de refroidissement perpétuel ne cédant qu'à des doses exagérées de l'alcaloïde. Les centres médullaires qui président à la calorification sont évidemment placés en état d'asthénie, tandis que le spasme des vaso-contricteurs est porté à son summum d'effet.

Schiff (1) a démontré que sur un animal l'excitation d'un nerf produit à la fois une élévation de température et une contraction musculaire.

C'est là ce que ressentent et expriment les morphinomanes sous l'impression bienfaisante du toxique habituel. La sensation de bien-être, de puissance, répond à merveille à l'excitation nerveuse : elle est accompagnée d'un sentiment de chaleur générale agréable, signalé par moi au chapitre III.

Mais si l'excitation est continuée, le nerf *s'épuise;* sa puissance de réaction s'éteint, et l'irritation en vain poursuivie n'amène plus aucun résultat.

N'est-ce pas ce que nous constatons chez nos morphinomanes ? Quand le poison excitant a ralenti par épuisement les fonctions nerveuses, ils sont pris d'un froid intense, profond, que rien ne parvient à calmer ; on dirait le frisson de ces autres intoxiqués : les paludéens. Les prive t-on de leur stimulant ordinaire ? Ils claquent des dents, ils sont dans un état permanent d'horripilation et dans une salle d'hôpital où se trouvent rassemblés plusieurs adeptes de la morphine, on les voit grelottants, sous des vêtements épais, réfrigérés, se rapprocher du foyer, et demander à l'atmosphère surchauffée qui environne le poêle, la chaleur

1. Schiff. *Archiv. de phys. norm. et path.*, 1870, t. III.

artificielle qui manque à leur corps, sans parvenir à établir une juste compensation.

Il convient de rapprocher de cette anomalie du pouvoir régulateur thermique, l'absence de production de la force nerveuse. Sitôt que la dose de morphine diminue, des impatiences se manifestent dans la continuité des membres ; un besoin d'agitation pousse le morphinomane à se lever, à mouvoir bras et jambes. A peine a-t-il commencé à se livrer à son impulsion que la fatigue, une sensation d'épuisement, analogue à celle qui suit une marche forcée ou un effort considérable, le contraint malgré un impérieux besoin, à s'étendre et à demeurer inerte.

Ce phénomène d'épuisement nerveux est en somme le même, qu'il s'agisse de la production de calorique ou de puissance motrice. Nous verrons plus loin que les sources de la sensibilité sont elles-mêmes taries par la présence inhibante de l'élément toxique et que le morphinomane invétéré en arrive à ne plus s'aimer lui-même après s'être séparé de toute autre affection. Son indifférence, son apathie, n'ont pas même pour limites, la raison, la volonté affaiblie : il néglige ses devoirs, oublie les convenances sociales, piétine sur les sentiments les plus nobles, et fait litière des plus tendres amitiés.

On le lui reproche ; on a tort : aimer, sentir, vouloir, sont autant de manifestations suivant lesquelles se révèlent des modalités diverses de notre être en mouvement : la morphine a fait du morphinique un anesthésique, un inerte, comme elle a fait de lui un impuissant.

Son action nocive, d'ailleurs, ne porte pas seulement sur les centres nerveux supérieurs, encéphale et moelle.

L'hystérie nerveuse périphérique. — Elle atteint le système nerveux périphérique ; ceci ne fait aucun doute pour M. Déjerine.

Le 5 mars 1887, le savant médecin communiquait à la Société de Biologie une observation qui semble aussi concluante que possible, quant à la production des paralysies par altération des nerfs périphériques.

L'intoxication morphinique agit dans ce cas à la manière des maladies infectieuses, la diphtérie par exemple, dans laquelle on rencontre souvent des troubles consécutifs de la motilité ou de la sensibilité. La pathogénie de ces désordres relève uniquement de lésions nerveuses périphériques, et la moelle reste complètement indemne.

L'alcool, le plomb, la morphine, sont au premier rang comme causes productrices de la névrite périphérique ; ils déterminent des troubles de la sensibilité et de la motricité, suivant qu'ils atteignent les nerfs cutanés ou les nerfs musculaires.

Il s'agit, dans le cas du Dr Déjerine, d'un ataxique ordinaire, morphinomane, qui fut atteint de paralysie des membres inférieurs, à marche subaiguë qui devint bientôt absolue, les membres supérieurs n'étant que peu affaiblis. La mort survint 3 mois après le début des accidents paralytiques. L'autopsie fut pratiquée ; l'examen de la moelle épinière ne révéla, en dehors des lésions ordinaires du tabès, aucune altération de la substance grise ou des cordons blancs pouvant expliquer cette paralysie.

Le microscope décela des lésions très prononcées des nerfs des membres inférieurs, qui suffisaient amplement à rendre compte des phénomènes observés.

Comme il ne peut s'agir ici de névrites infectieuse

ou alcoolique, on est bien forcé d'admettre qu'elles étaient dues à l'action spécifique de la morphine. Le malade en absorbait par voie sous-cutanée, à haute dose, depuis plus de six années.

J'ai à peine besoin de signaler l'action élective si spéciale de l'alcaloïde sur le système nerveux de la vie végétative. Aucun organe n'est exempt de ses atteintes, ainsi que nous aurons l'occasion de le constater au cours de ce chapitre.

Aussi bien, j'ai hâte d'aborder une question du plus haut intérêt pour la connaissance de la morphinomanie : je veux parler du sommeil, de ses causes productrices et de ses désordres chez les infortunées, victimes de la passion morphinique.

La théorie du sommeil. — Le temps a marché depuis que l'illustre Poquelin se gaudissait des théories médicales de son siècle : la science ne se contente plus aujourd'hui de l'interprétation grotesque de cette époque touchant la *vertu dormitive* de l'opium. On expliquait, il y a quelques années encore, le phénomène du sommeil par des modifications de la circulation du sang dans l'encéphale. Les expériences de Durham et de W. Hammond établissaient la preuve que l'anémie des centres nerveux supérieurs est constante dans l'état de sommeil, pendant que Gubler et Langlet, expérimentateurs distingués, pourtant, démontraient que, chez les animaux comme chez l'homme endormi, le cerveau était hyperhémié, que l'afflux de sang y était plus considérable.

Vulpian vint de son côté échafauder une théorie du sommeil sur des considérations d'un autre ordre. Au lieu de prendre pour point de départ des phénomènes soporifiques le système circulatoire, il le trouva dans des modifications des éléments nerveux eux-mêmes, qui s'engourdiraient primitivement, et réagiraient, à leur tour, sur les vaisseaux encéphaliques.

A quoi peuvent être dues ces modifications? Vulpian ne fit que poser le problème. Les récentes acquisitions de la physiologie l'ont pour ainsi dire résolu.

Les cellules cérébrales, par le fait même de leur travail moléculaire, engendrent des substances d'élimination qui sont pour elles de véritables poisons, paralysant leur activité propre, et entravant leur fonctionnement. L'accumulation dans leurs réseaux de ces matières excrémentitielles détermine l'arrêt de leur mouvement, et suspendent leur énergie. Les cellules cérébrales sont d'autant plus sensibles à l'imprégnation de leurs milieux devenus empoisonnés, que leur protection est nulle : elles n'ont pas d'enveloppe propre et leur substance se trouve en contact immédiat avec les liquides qui les baignent.

Il n'est donc plus question d'anémie ou de congestion comme cause provocatrice du sommeil : la cellule nerveuse épuisée, ne trouvant plus dans son milieu les éléments propres à sa vie, doit cesser d'être active, jusqu'à ce que la rénovation de son liquide nourricier se fasse plus ou moins complète mais suffisante à lui apporter les matériaux indispensables à son fonctionnement.

Par quel mécanisme intime la morphine est-elle apte à provoquer le sommeil, quand elle est administrée à faible dose, et à le suspendre quand ses proportions augmentent? La science actuelle n'a pu encore nous le dévoiler.

L'insomnie des morphinomanes. — Sitôt que diminue dans de notables proportions la dose quotidienne du poison chez nos morphinomanes, la nuit devient sans contredit le moment de leur vie le plus critique : son approche est, pour eux, l'objet d'inquiétudes répétées et d'un véritable tourment.

Torturés par une insomnie rebelle, en proie à une nervosité exagérée, ils endurent depuis le moment où vaincus par la fatigue de la journée, ils se mettent au lit, jusque vers les premières heures de la matinée, un indicible supplice.

Faibles et excités tout à la fois, ils éprouvent le besoin de se déplacer : l'immobilité leur est pénible. Leurs jambes, leurs bras sont tour à tour agités de mouvements plus ou moins violents : leur tête, devenue brûlante, ne peut rester sur l'oreiller. Elle cherche sans cesse, en se déplaçant, une fraîcheur qui lui échappe. Des mouvements involontaires, des secousses générales survenant comme des décharges, soulèvent leur corps. Vers 4 ou 5 heures du matin, ils arrivent à goûter un peu de repos : à peine sont-ils endormis qu'un cauchemar vient les tirer brutalement de leur sommeil, ou bien une crise d'étouffement — l'asthme des morphinomanes — les force à se relever pour trouver l'air nécessaire à leurs poumons devenus moins perméables, et combattre le spasme de leurs bronches.

Quand l'un de ces incidents ne vient pas troubler la nuit du morphinomane, le sommeil commencé à 4 heures du matin est terminé à 9 heures. Il n'a d'ailleurs apporté à l'organisme qu'une réparation insuffisante et ne lui a donné que l'illusion du repos. Brisé, épuisé avant d'avoir fait acte intellectuel ou musculaire, il commence sa journée par se faire une première injection. Mais avant d'aller plus loin je dois m'arrêter quelques lignes à décrire le *réveil des morphinomanes*.

Le réveil et ses affres. — Ne peut s'en faire une idée celui qui n'y a point assisté, je devrais peut-être dire celui qui n'en a pas ressenti les cruautés. Il est à noter d'ailleurs que même les personnes qui usent par hasard de l'alcaloïde en injections sont soumises aux angoisses de ce réveil. Elles surviennent quelquefois dès la première injection administrée pour une cause plus ou moins banale, une névralgie, une douleur rhumatismale... etc.

Plus la séparation du milieu ambiant a été complète, plus le sommeil a été profond, plus le moment de passage de l'oubli à la réalité, des ténèbres à la lumière, plus ce moment de passage est cruel et désespérant. De là l'indication formelle de ne réveiller que très lentement les morphinomanes, de ne les rappeler à la vie qu'avec précaution, de leur ménager une transition, pour leur éviter en partie le douloureux réveil.

A l'état physiologique les diverses régions de notre cerveau ne s'endorment pas toutes à la fois : le sommeil gagne couche par couche les divers territoires encéphaliques. Le sommeil morphinique les atteint toutes, jusqu'à la plus profonde, et le retour, l'éveil de chacune des stratifications cellulaires, doit se faire méthodiquement et sans secousses.

Sinon, l'ébranlement trop violent, le choc trop brutal déterminent des vibrations intra-moléculaires assez intenses pour retentir tout le reste de la journée, et même plus tard, jusqu'à ce qu'un même sommeil profond et réparateur vienne les apaiser ou les amortir.

Je sais bien qu'on m'objectera que l'angoisse douloureuse qui accompagne le réveil des morphinomanes est principalement causée par ce fait que le retour des fonctions intellectuelles momentanément suspendues ramène la conscience avec la peur habituelle des souffrances morales ordinaires auxquelles ils sont en proie. Ou bien que leur sensibilité organique mise en jeu par le même retour à l'état de veille leur signale les douleurs physiques auxquelles la morphine apporte d'habitude un puissant soulagement.

Je ne nie pas l'importance de l'objection mais il y a sans aucun doute un autre élément d'angoisse, élément de nature purement organique, comme on le voit, puisqu'il existe chez les animaux et se manifeste nettement chez eux.

Claude Bernard signala le premier cette particularité si intéressante. A leur réveil, les chiens soumis à l'imprégnation morphinique, sont effarés, inquiets; leurs membres postérieurs sont, pour ainsi dire, paralysés; ils se traînent, plutôt qu'ils ne marchent, et leur allure ressemble, à ce moment, à celle de l'hyène. Leurs sentiments affectifs sont pervertis; ils ne reconnaissent plus leur maître, et *ils recherchent l'obscurité*. Ce tableau saisissant est à peu de chose près celui que présente le morphinomane au moment où cesse pour lui l'engourdissement torpide produit par son poison habituel.

Il est donc bien avéré — et les affirmations de plusieurs morphiniques m'en sont un plus sûr garant encore, — que le retour à la conscience est chez eux l'objet d'une impression excessivement pénible, en dehors même de tout rappel de la souffrance physique ou morale, et que cette impression indéfinissable mais atroce n'est autre chose que le cri du cerveau blessé percevant sa propre douleur.

IV. — *Appareil génital.*

J'ai déjà eu plusieurs fois l'occasion de mentionner

la prépondérance de l'intoxication morphinique dans la sphère génitale. Le moment est venu de l'étudier de plus près, non pas tant au point de vue de la perturbation qu'elle apporte dans les appétits sexuels que dans ses rapports directs et intimes avec les fonctions si importantes dévolues à l'appareil de la reproduction chez les deux sexes.

Il ne suffit point, en effet, de produire cette facile constatation que l'abus de la morphine amène rapidement la frigidité chez la femme, l'impuissance chez l'homme. Ces signes ne sont que l'expression du trouble profond dont il est curieux d'analyser la cause et de rechercher les origines.

Les centres médullaires qui président aux phénomènes de reproduction sont de toute évidence modifiés dès le début sous l'empire du poison. Excités lors des premières injections — pas toujours, cependant — ils réagissent en provoquant une exaltation passagère des organes qu'ils régissent. Cette excitation, tout artificielle, est essentiellement fugace; elle se traduit chez l'homme par une puissance génitale inaccoutumée, lui permettant de renouveler à de courts intervalles, sans fatigue apparente, l'acte d'amour. Chez la femme cette surexcitation se traduit plus souvent par une sorte d'érotisme latent qui la plonge dans un état de rêverie délicieuse où des visions lubriques n'ont souvent qu'une faible part.

Au moment de l'abstinence, lorsque l'organisme se vide du poison, l'un et l'autre sexe est pris d'un véritable priapisme douloureux, dont la satisfaction ne s'obtient pas d'une façon complète. Il coïncide chez l'homme avec un défaut d'érection totale, tandis que chez la femme le spasme voluptueux, mélange indéfinissable de jouissance et de douleur aiguë, peut s'obtenir un grand nombre de fois d'une façon consécutive.

J'ai déjà eu l'occasion, au cours de cet ouvrage, de signaler la fausseté du préjugé qui attribue à la morphine un rôle spécifique vis-à-vis de l'appareil génital. On sait combien de morphinomanes ont succombé au début pour avoir entendu vanter les qualités aphrodisiaques du poison dont ils sont devenus plus tard les esclaves.

Il est bon de noter cependant que quelques-uns d'entre eux ont éprouvé, au début de leur habitude, alors que l'excitation générale de l'organisme se manifestait pour les premières fois, un prurit sexuel qui les emplissait d'une ardeur inconnue d'eux jusqu'à ce moment. La suractivité communiquée à toutes les fonctions de l'économie s'étendait au sens génésique ; elle dure peu, nous l'avons vu, et un état spécial de torpeur, l'absence même de désirs survient promptement, en sorte que plus ou moins rapidement, très vite en général, l'habitude de la morphine anéantit le désir sexuel.

A mesure que l'imprégnation morphinique se caractérise, l'orgasme vénérien sollicité par de longues manœuvres se fait de plus en plus attendre. Un beau jour, il fait complètement défaut. Quelques malades continuent à avoir des demi-érections ne permettant pas les rapprochements ; s'il existe des pertes séminales, elles ont lieu sans aucun plaisir.

M. Jennings, si compétent en ce qui a trait à la morphinomanie, signale un fait qui ne manque pas d'intérêt. Selon lui, chez certains sujets, les organes sexuels perdent leur élasticité, d'où il résulte chez l'un de la difficulté de rétraction du prépuce, chez l'autre de l'atrésie vaginale.

Quant au rôle de la morphine sur le sens génital féminin il est à peu près identique à celui qui se manifeste chez l'homme. Le dynamisme du poison s'exerce chez la femme de ce côté, plutôt par une sorte de délire chastement érotique, un état de rêverie idéalisée que par des appétits de lubricité. Elle reçoit des hommages masculins au milieu d'une sorte d'extase béate ; aucun désir de possession ne lui vient à l'esprit, et cette seule pensée lui semblerait une profanation.

Chez l'un comme chez l'autre, l'état d'agitation, l'énervement général qui accompagnent la période de privation se caractérise par un désir sexuel inassouvi, une sorte d'éréthisme impérieux à satisfaire. Une malade, observée par moi dans le service de M. Luys, à la Charité, me racontait, à ce propos, que, au moment où la privation de morphine devenait notable, elle ressentait une excitation si intense aux parties sexuelles qu'elle se voyait, malgré elle, portée à y mettre la main. Le plus léger attouchement, un simple frôlement du doigt étaient suffisants à déterminer l'apparition de l'orgasme. Je ressentais, me disait-elle, à la fois la plus étrange volupté combinée avec la plus atroce douleur et à peine avais-je obtenu la satisfaction de cet impérieux désir qu'il me fallait recommencer. L'application de linge mouillé était seule capable d'amener un peu de détente de ce côté.

Morphine et ovulation. — La morphine n'inflige pas nécessairement à ses victimes la punition de la *stérilité :* des exemples assez nombreux démontrent que le spermatozoaire et l'ovule peuvent conserver leur vitalité au cours de l'intoxication chronique.

Mais dans beaucoup de cas, le phénomène de l'ovulation fait rapidement défaut : la femme morphinomane voit au bout d'un temps généralement rapide, ses règles cesser et le silence se faire du côté de son utérus. Il semble que l'inertie de l'appareil utéro-ovarien soit complète, et les femmes voient la torpidité la plus absolue succéder quelquefois à des orages violents de ce côté.

Mon savant et distingué confrère, le Dr Lutaud, médecin de Saint-Lazare, a fait de cette remarquable propriété de la morphine, une étude des plus intéressantes. Il en tire une indication thérapeutique extrêmement précieuse. Dans les néoplasmes malins, inopérables, atteignant l'utérus et ses annexes, les hémorrhagies souvent très graves sont la règle, comme on le sait. La thérapeutique dirige en vain, contre elle, les ressources de son arsenal. Des divers médicaments usités, aucun ne remplit mieux le but que la morphine administrée en injections hypodermiques. Cette précieuse ressource pourrait être aussi bien utilisée contre toute métrorrhagie et elle déterminerait sans doute le même résultat heureux, si son emploi ne devait rigoureusement se limiter aux affections rebelles, chroniques incurables. Les maladies auxquelles le Dr Lutaud restreint l'usage de la morphine rentrent absolument dans ce cadre.

C'est par l'intermédiaire des vaso-moteurs, que suivant toute vraisemblance, elle agit dans ce cas : et ses propriétés hémostatiques doivent être rapprochées de celles de l'ergot de seigle. Elle détermine le spasme des vaisseaux, spasme permanent, durant aussi longtemps que dure l'habitude morphinique et se résolvant sitôt qu'elle cesse. En effet, peu de temps après que l'organisme est privé de son stimulant habituel, les fonctions menstruelles se rétablissent d'elles-mêmes, et c'est là même un signal de guérison.

Ce moment est souvent pour la femme le début d'une véritable crise qui ne saurait être comparée qu'à la période si douloureuse et si troublante qui accompagne la formation des filles, quand celle-ci est difficile.

L'analogie se complète encore par le développement presque fatal de symptômes hystériques pouvant aller jusqu'à des crises véritables, avec hallucinations de la vue et de l'ouïe.

S'agit-il ici, du réveil de la névrose demeurée latente pendant la période d'état de l'intoxication, où de sa production de toute pièce, en rapport avec le travail de phlogose entourant la région utéro-ovarienne ? Je ne saurais le dire; le fait est assez curieux pour faire l'objet de recherches ultérieures.

Quoi qu'il en soit, si l'ovulation persiste, la fécondation est possible et à mesure que l'étude de la morphinomanie se complète, les exemples se multiplient de femmes ayant conçu, quoique soumises chaque jour à l'imprégnation toxique.

En général, toutefois, ces sujets assez rares ne s'injectent que des doses moyennes de morphine : elles ne dépassaient pas quotidiennement, dans les exemples que j'ai pu recueillir, la dose de 50 centigrammes, ce qui est relativement peu si on considère les quantités de 2 à 5 grammes absorbées par un grand nombre de leurs coreligionnaires dans le culte de l'alcaloïde.

C'est assez dire que, avec ces doses, la persistance de la bonne santé habituelle est encore possible. Toutefois, il est des exemples de morphinomanes qui, tout en restant dans ces limites et quoique arrivées à un degré d'épuisement assez considérable, ont pu concevoir quand même. Rien n'est plus surprenant que de voir en dépit de la cachexie morphinique la grossesse continuer sa marche et arriver à son terme physiologique. Le Dr Braithwaite a publié (1) l'histoire d'une femme qui, tout en s'injectant quarante centigrammes de chlorhydrate de morphine par jour, pendant toute la durée de la gestation, a pu mettre au monde un enfant vivant et bien portant.

Morphine et grossesse. — Un danger permanent pour la femme en état de gestation, consiste en ce que sous l'influence de la grossesse, mille douleurs surviennent, des malaises apparaissent, quelquefois de véritables désordres dans le jeu des organes. Alors pour faire face à cette situation pénible, rendue plus incapable d'opposer quelque résistance à son impulsion, elle augmente rapidement la dose de l'alcaloïde et compromet sa vie et celle de l'enfant qu'elle porte. C'est là la source et le point de départ des accidents : la conduite du médecin doit être basée, on le comprend, sur les indications diverses que peut présenter la femme enceinte.

Dans certains cas, dis-je, la grossesse suit normalement son cours : la femme maigrit, elle est en proie à des insomnies répétées, à des douleurs vagues généralisées, mais aucun accident grave ne vient compliquer son état.

Arrivée au moment de l'accouchement, elle a plus que jamais besoin de trouver des forces surabondantes et une énergie plus accusée. Elle les demande à la morphine dont elle fait une véritable orgie. Alors le travail se trouve retardé par le fait de l'action morphinique, les douleurs expulsives se calment, et les contractions se ralentissent quand elles ne s'arrêtent pas instantanément. En sorte que pour ne pas remettre l'acte ultime de

1. *The Lancet.*

la parturition, à une époque indéfinie, le médecin est obligé de s'interposer et de suspendre de sa propre autorité les piqûres jusqu'à l'expulsion de l'enfant.

Quant à la question de savoir s'il est urgent de supprimer la morphine une fois la grossesse déclarée, je ne crois pas qu'elle puisse être résolue d'une façon définitive.

Si l'abstinence ne développe chez la parturiente qu'une réaction modérée, il est préférable d'essayer à l'en priver tout à fait. Dans le cas où cette réaction se montre violente, où les douleurs générales ou localisées — ordinairement dans le bas-ventre — sont excessives, j'estime qu'il convient, afin de ménager la mère et l'enfant, de continuer les piqûres. Le calme et le repos sont avant tout commandés à la mère par sa position, et des deux maux : danger de l'intoxication ou imminence d'avortement, il convient d'accepter le moins considérable qui est certainement la continuation non interrompue de l'habitude morphinique.

Un fait, signalé par le professeur Charcot, donne pleine raison à cette conduite. Une jeune dame russe, à laquelle il donnait ses soins, avait contracté l'habitude de la morphine depuis environ deux ans, quand elle devint enceinte. Elle n'a jamais dépassé la dose de 25 centigrammes par jour, et cependant sa santé générale périclitait lorsque la gestation vint compliquer une situation déjà fort grave.

Le professeur Charcot tenta de diminuer la morphine pour arriver à la suppression complète.

La malade, docile et résignée, accepta de se laisser soigner, mais on dut bientôt renoncer à la diminution progressive, en face des accidents qui se manifestèrent. Dès que la diminution atteignait certaines limites, des coliques utérines survenaient ; le fœtus était animé de mouvements convulsifs, secoué de soubresauts fréquents et précipités, si bien que des craintes d'avortement étaient trop fondées.

Cette observation, dont il n'y a point lieu de souligner l'intérêt, a été rapportée à la Société de Biologie par le Dr Ch. Féré le 13 octobre 1883.

Morphine et lactation. — Le passage direct dans le lait de la femme de l'opium ingéré est une vieille question parfaitement jugée par tous nos classiques.

Il existe, dans la science, nombre de cas d'empoisonnement dans lesquels il a été prouvé que les plus faibles doses d'opium ou de morphine étaient capables d'intoxiquer plus ou moins gravement les nourrissons et même de les tuer.

Fehling, au Congrès de Magdebourg, ayant administré à des nourrices l'opium et la morphine, ne constata pourtant pas d'inconvénients graves de cette médication sinon un peu de constipation.

Tarnier et Chantreuil ont entrepris sur les animaux des expériences qui concordent avec celles que Fehling a faites sur l'espèce humaine. On sait pourtant que Baumgartner a trouvé dans le lait exprimé des seins de plusieurs nourrices tous les éléments de l'opium qu'il leur avait administré. Frœhner et d'autres encore ont démontré également ce fait sur une série d'animaux.

M. le Dr Puizani, professeur libre d'obstétrique à la Faculté de Médecine de Bologne, reprenant la question pour son compte, nous renseigne définitivement sur sa valeur. Il s'est placé au point de vue spécial de rechercher pour la médecine légale, de quelle façon l'opium de la morphine s'éliminait par les glandes mammaires. Il a fait une douzaine d'expériences sur des nourrices, en leur administrant à chacune soit du laudanum 30 gouttes en une fois, soit environ 0,25 centigrammes de chlorhydrate de morphine à doses réfractées en six jours consécutifs, à savoir : 0,03 centigrammes le premier jour, 0,04 centigrammes le second et toujours en augmentant. Le lait de ces femmes est recueilli matin et soir et analysé ; les substances albuminoïdes sont précipitées par la méthode de Ritthausen de façon à obtenir ce qui pouvait rester de morphine afin de la transformer en apomorphine et d'avoir la réaction propre de cette substance selon la méthode de Pellagri avec ses différentes colorations typiques.

Ces expériences si intéressantes dont l'importance n'échappera à aucun clinicien prouvent que la morphine donnée à doses thérapeutiques ne passe pas dans le lait à l'état de morphine mais subit dans l'organisme un changement qui la transforme en apomorphine comme l'a démontré Marmé et est expulsée sous cette forme dans le lait des nourrices.

Ce lait ainsi modifié est-il dangereux pour le bébé ? Oui et les troubles les plus sérieux ont été pour certains nourrissons la conséquence de son absorption quand les préparations opiacées ont été administrées en dehors de l'habitude.

Plusieurs cas d'intoxication mortelle ont été relevés qui étaient dus à l'administration du laudanum à la nourrice.

Mais quand il s'agit de l'intoxication habituelle, de la morphinomanie confirmée et que la grossesse a été menée à terme sans accident, l'enfant ne paraît pas autrement incommodé par l'usage de lait morphiné. C'est ce qui fut constaté dans les cas fort rares où la sécrétion lactée ne se trouve pas tarie par l'imprégnation toxique.

Morphinomanie héréditaire. — J'ai proposé le premier d'appeler morphinomanie des innocents un état héréditaire caractérisé par le besoin d'opium créé chez le fœtus ou l'enfant, par l'imprégnation morphinique de la mère. Non pas que ce besoin se manifeste chaque fois, que sa fixité soit irrévocablement prouvée, mais il suffit qu'il se soit manifesté dans quelques cas authentiques et que sa confirmation ait été établie par ce fait que les symptômes auxquels il donnait lieu se sont immédiatement calmés par l'administration d'opium à faible dose.

Dans le cas de la jeune dame russe cité plus haut, l'enfant habitué à subir l'influence des narcotiques pendant son existence intra-utérine, fut en proie à une agitation continuelle pendant les premières heures qui suivirent l'accouchement, manifestant ainsi sa privation de morphine (Zambaco).

Il ne faut pas hésiter en face d'une indication aussi formelle, et de quelque légitime prudence qu'on s'entoure à administrer à l'enfant dans les premiers jours une ou deux gouttes de laudanum. L'effet est immédiat : le calme s'établit. Peu à peu on pratiquera des diminutions de la dose du poison pour arriver à la supprimer complètement.

De ce fait si curieux il semble ressortir que le placenta n'oppose pas à la morphine une barrière infranchissable, ce qui ne laisse pas de présenter un certain intérêt physiologique.

Au point de vue de la connaissance si difficile, si délicate de la morphinomanie, n'est-ce point là une preuve de la nature tout animale de ce *besoin vital* qui caractérise la période d'abstinence du tributaire de la morphine ? L'enfant qui s'agite, qui souffre, qui est privé de sommeil, et au petit organisme duquel quelques milligrammes d'opium rendent le calme et le bien-être, n'est-ce point là une démonstration de cette vérité que le besoin de morphine, artificiellement créé par le patient lui-même au début, n'est plus au bout d'une certaine période d'habitude entièrement soumis à sa volonté? qu'il est dominé par ses activités automatiques, physiologiques, activités qui échappent à la puissance de l'imagination et existent hors du domaine intellectuel.

D'ailleurs il convient de ne point s'illusionner sur le danger que fait courir au produit de la conception la morphinomanie de la mère.

Le Dr Regnier (1) cite le fait d'une malade déjà morphinomane depuis 5 à 6 ans lorsqu'elle s'est mariée. Elle voyait irrégulièrement ses règles. De son mariage, elle eut plusieurs enfants : l'aîné vécut jusqu'à l'âge de 6 ans, le deuxième jusqu'à 4 ans ; le troisième jusqu'à 3 ans; le quatrième jusqu'à 2. Tous moururent de convulsions. Plus tard, la malade eut encore deux fausses couches, l'une après huit mois de grossesse, l'autre au bout de cinq mois, puis les règles se supprimèrent complètement. La malade durant cette période d'environ dix années, n'avait cessé d'accroître le nombre de ses piqûres.

J'ai tenu à citer entre autres faits, celui-là, qui m'a semblé de beaucoup le plus démonstratif. On y suit la progression de la maladie, qui, au fur et à mesure qu'elle gagne du terrain, ébranle plus profondément la puissance procréatrice et enlève à l'enfant une plus grande part de vitalité, jusqu'au jour où l'utérus insuffisant à sa tâche, refuse de porter jusqu'à terme le produit de la conception. Enfin la vie génitale s'éteint

1. Régnier. Thèse de Paris, 1890.

complètement, fermant ainsi le cycle de la déchéance qui aboutit à la stérilité.

V. — *Désordres musculaires.*

Il n'est point de morphinomanes qui n'aient ressenti des troubles plus ou moins profonds du côté de la motilité. Le tremblement, les spasmes divers, les soubresauts musculaires apparaissent souvent longtemps avant qu'il soit question d'abstinence.

Le tremblement, en particulier, manque rarement; nous avons vu plus haut, en quoi il se distingue des manifestations similaires de l'alcoolisme et de l'hystérie. D'abord il se montre par intervalles, le matin surtout, sous forme de véritables crises : il affecte les mains et la langue de préférence, et ne manque pas d'une certaine analogie avec la trémulation fibrillaire du paralytique général. Il se dissipe sous l'influence d'une injection de morphine. Quand il est très prononcé les mouvements de préhension peuvent s'en trouver gênés, ils deviennent indécis et maladroits.

En même temps que le tremblement, survient un autre désordre fonctionnel plus important, l'*affaiblissement* musculaire, consistant en un sentiment de débilité et d'atonie qui condamne le patient à une inaction relative ou absolue. Il est le point de départ de cette manie lectuaire du professeur Ball, l'état de résolution complète n'étant obtenu que dans cette situation. Il existe, à ce sujet, les plus grandes variations, suivant les malades, et cette règle d'épuisement musculaire subit de nombreuses exceptions. Les muscles du dos sont souvent atteints, tout particulièrement; on comprend quelle est dans ce cas la somme d'effort nécessité par le malade pour conserver la position verticale ou même assise, et de quel soulagement est pour lui l'horizontalité du lit ou de la chaise-longue.

Ces symptômes peuvent s'atténuer si le morphinique renonce à son habitude sitôt la période du retour arrivée. Un régime tonique, les excitants spéciaux du système nerveux étant mis en œuvre, la fibre musculaire récupère sa vitalité plus ou moins promptement. La parésie fait place insensiblement à la puissance d'antan.

Il convient toutefois d'établir que si l'intoxication morphinique est très avancée, si elle dure déjà depuis de nombreuses années, la fibre musculaire a subi une altération plus ou moins profonde : le muscle s'est infiltré de graisse ; il est devenu mou et flasque ; ses éléments contractiles se sont atrophiés. Dans ces conditions le retour à l'état normal se fait lentement, et est même susceptible de ne pas se faire complètement. La parésie est définitive ; le morphinomane, même guéri, restera un faible.

Spasmes fibrillaires.— A ces manifestations habituelles de l'imprégnation morphinique il convient d'ajouter certains spasmes toniques, des crampes, des soubresauts musculaires, convulsions locales, épileptoïdes, sorte de décharges soudaines qui impressionnent beaucoup les malades et peuvent même être cruellement ressenties par eux, des contractions fibrillaires des muscles de la face, de l'orbiculaire des paupières, des lèvres, comme dans la paralysie générale. Ces divers symptômes ne surviennent généralement que d'un seul côté du corps : ils sont intimement liés à la période d'abstinence, mais se rencontrent chez certains sujets, même en pleine puissance morphinique.

Ils ne sont pas spéciaux à la fibre striée, aux muscles

soumis à notre volonté : dans le domaine de la vie végétative, ainsi que j'ai eu déjà l'occasion de la signaler, ils se traduisent soit par un sentiment de constriction du pharynx, soit par un rétrécissement spasmodique du canal de l'urèthre, soit par des épreintes, du ténesme, et surtout par des contractions violentes, spasmodiques de l'intestin, qui provoquent en même temps que des douleurs plus ou moins considérables, des évacuations souvent fort abondantes, simulant un peu une attaque cholériforme.

Enfin les vaso-moteurs sont si directement influencés par l'intoxication morphinique que certains auteurs se sont demandé si toutes les altérations produites par le morphinisme ne reconnaissaient pas pour origine les troubles de ces ramifications nerveuses ultimes.

VI. — Troubles circulatoires.

L'excitation continue, sans cesse renouvelée par de nouvelles doses, qu'entretient dans le système circulatoire l'abus de la morphine est par elle-même une cause prédisposante à des désordres plus ou moins graves. Mais cette prédisposition, indépendamment de toute participation nerveuse est singulièrement aggravée quand le morphinisme est depuis longtemps établi, par le contact de l'alcaloïde avec la membrane interne de ce système : endothelium et endocarde.

Au premier degré de l'intoxication, le morphinomane n'éprouve guère que des troubles fonctionnels : douleur précordiale, palpitations, congestions passagères de divers organes, alternatives fréquentes de rougeur et de pâleur de la face.

Plus tard, le myocarde lui-même s'altère : aux désordres dynamiques succèdent de véritables lésions organiques. Le *cœur* s'hypertrophie, première et naturelle conséquence d'une stimulation prolongée : à une époque plus ou moins avancée il devient graisseux. Le dépôt graisseux s'effectue d'abord à la surface, puis dans le tissu musculaire qu'il atrophie par refoulement. La cavité ventriculaire gauche se dilate par insuffisance d'énergie du muscle impuissant à lutter contre la tension du sang.

Les mouvements sont ralentis : d'après les recherches de Gscheilden il faudrait attribuer ce ralentissement à l'excitation du nerf vague, car il ferait défaut lorsqu'on a préalablement sectionné les pneumogastriques. Il n'est pas rare de voir un morphinomane avancé, tomber brusquement, frappé de mort subite, par arrêt du cœur.

L'état des vaisseaux n'est point étranger aux troubles fonctionels observés chez les morphinomanes, dans le domaine circulatoire. Soumis aux modifications nerveuses inséparables de l'intoxication par la morphine, ils réagissent sous formes de spasmes, ou de brusques dilatations, amenant successivement au milieu des tissus l'ischémie ou l'hyperhémie. Plus tard ils présenteront des lésions véritables : ils s'infiltreront de matières grasses, et ces altérations de structure pourront devenir l'origine des accidents les plus sérieux.

Le *pouls* est souvent petit et ralenti : sauf dans l'état de puissance morphinique, il ne bat qu'à 55 ou 60 pulsations à la minute. Son tracé sphygmographique est extrêmement variable, suivant les heures auxquelles on le prend. Le morphinomane vient-il de recevoir son injection, le tracé est normal, ou à peu près ; à peine un léger aplatissement à la fin de la systole indique-t-il un certain degré de tension artérielle. S'il se trouve, au contraire, en état de besoin, s'il est privé depuis plus ou moins longtemps de sa piqûre habituelle, la courbe sphygmographique présente un plateau correspondant à la systole et qui ressemble, d'après le professeur Ball, dans une certaine mesure, au tracé que l'on obtient dans certains cas de néphrite chronique, dans les anévrysmes du tronc brachio-céphalique et dans quelques autres affections.

Dans le cas où l'abstinence se prolonge, le pouls s'affaiblit outre mesure, devient irrégulier, se ralentit, tombe à 30 ou 40 pulsations par minute, et devient enfin complètement insensible.

Je dois signaler que la morphine qui agit d'une façon si défavorable sur le système vasculaire périphérique se comporte tout autrement du côté de l'appareil central. Tandis qu'elle amène la dilatation passive des artères, et consécutivement l'abaissement de la pression sanguine, elle détermine au début de l'habitude, du moins, une excitation et une accélération des battements du cœur. Cette dispersion inégale d'énergie nerveuse est extrêmement curieuse; elle est providentielle.

Plus tard, en même temps que la tension artérielle s'abaisse de plus en plus, la contractilité cardiaque s'affaiblit progressivement, soit par épuisement nerveux, (asthénie cardiaque), soit par le fait de la dégénérescence du myocarde ou de la surcharge graisseuse de l'organe.

A ce moment toutes les conditions se trouvent réunies pour la production des syncopes, et leur fréquence dans le morphinisme chronique, lorsqu'on vient de supprimer brusquement l'excitant habituel, ne peut être expliquée par un mécanisme plus rationnel.

Les recherches de M. le Dr Huchard ont mis en lumière ce fait que la morphine abaisse notablement la tension artérielle. De là la résistance périphérique due au défaut d'élasticité spasmodique du système artériel et l'hypertrophie compensatrice du cœur.

Autre conséquence plus importante, la circulation dans les capillaires se trouve gênée, ralentie ; une véritable anémie artérielle en est la conséquence, tandis que le système veineux reste gorgé de sang : ce phénomène est nettement visible quand on examine le fond de l'œil des morphinomanes. La pupille est pâle, anémiée, et les veines sont manifestement congestionnées.

Les échanges entre le liquide nourricier et les tissus sont rendus difficiles et la nutrition générale se trouve frappée d'alanguissement. Telle est pour une bonne part, vraisemblablement, la raison de ces altérations nutritives déterminant soit l'amaigrissement, soit un développement exagéré des tissus adipeux, suivant les réactions particulières de chaque organisme.

Telle est l'origine de ces bruits de souffle du cœur à l'orifice aortique, et de ceux que l'on constate dans tout le système artériel produits, comme l'a démontré le professeur Marey, par une condition commune de l'état circulatoire : la faiblesse de la tension artérielle, l'hypotension du Dr Huchard, prouvées par le savant médecin chez les morphinomanes, à l'aide de son sphygmomanomètre.

VII. — *Désordres du côté de l'appareil urinaire.*

Une autre cause dont l'importance ne saurait échapper

à personne, vient apporter, dans la nutrition générale, un élément considérable de perturbation.

Les fonctions rénales s'accomplissent mal dans l'intoxication morphinique : le rein est moins perméable, les produits excrémentitiels sont retenus dans le sang, et contribuent pour une large part à provoquer l'anémie spéciale de nos intoxiqués.

Au début, l'élément spasmodique général des vaisseaux intervient seul, vraisemblablement dans la genèse des désordres urinaires. L'apport du sang au rein devenant moins facile, et sa sortie étant en partie entravée par le même mécanisme, les fonctions de l'organe se trouvent partiellement suspendues, son champ d'action diminué.

Les morphinomanes au début de leur habitude présentent de la *polyurie* passagère. Bientôt, en même temps que les sueurs diminuent, le niveau de la sécrétion urinaire s'abaisse. Les morphinomanes éprouvent d'abord une certaine gêne dans la miction : ils ne peuvent uriner que dans une certaine position ; l'urine s'écoule goutte à goutte : elle produit une cuisson pénible tout le long du canal de l'urèthre, chez l'homme surtout. Cette dysurie tourmente énormément les malades, qui, poussés par un ténesme vésical impérieux, en arrivent à chaque minute à faire des tentatives sans résultat. On s'imagine difficilement l'état d'angoisse dans lequel cette situation intolérable, que rien ne saurait calmer, place certains d'entre eux.

Enfin, un jour vient où par le fait du spasme toxique l'impossibilité d'émission se fait complète. L'intervention de la sonde est nécessaire ; le cathétérisme doit être pratiqué sans retard.

Glycosurie. — Là d'ailleurs ne se bornent point les

troubles de la sécrétion urinaire chez les infortunées victimes de la morphine. Claude Bernard avait constaté que l'intoxication par ce poison déterminait un *diabète* passager. Depuis lors, de nombreux travaux sont venus confirmer la découverte de l'illustre physiologiste Coze (de Strasbourg) et, plus près de nous, Levinstem Quincke et Eckard ont établi expérimentalement le même fait. Ils ont injecté à des animaux une solution de morphine variant suivant leur poids, et ont toujours constaté que pendant les quelques heures qui suivaient la piqûre, l'urine de leurs morphinisés renfermait du sucre et se montrait plus abondante.

Pour Eckard, cité par M. Regnier (1), les troubles des fonctions glycogéniques du foie, et l'apparition du sucre dans l'urine, sont dus à un phénomène d'excitation exercée par le cerveau sur le foie, à l'aide de la moelle et des nerfs splanchniques. Cl. Bernard envisage autrement le mécanisme de la glycosurie morphinique. Pour lui, l'alcaloïde agirait indirectement en ralentissant la respiration et les oxydations organiques, permettant ainsi la rétention et l'accumulation dans le sang artériel d'une certaine quantité de sucre suffisante pour apparaître dans l'urine.

Peut-être aussi s'agit-il dans ce cas d'une action locale. La morphine, ainsi que je le signale au cours de ce chapitre, s'accumule dans le foie, et peut-être son action se produit-elle localement, d'une façon directe, sur les extrémités nerveuses de l'organe.

J'ai signalé déjà les récentes expériences de H. Roger, relatives à l'action du foie sur les alcaloïdes. Elles permettent une interprétation plus simple de ce phéno-

1. Régnier, Thèse de Paris, 1890.

mène. Cet auteur a constaté, par de nombreuses expériences sur les animaux, que le foie arrête environ la moitié du poids des alcaloïdes végétaux qui le traversent, et que cet arrêt se fait au moyen du glycogène, qui les fixe, les décompose et les transforme en d'autres produits généralement moins toxiques. On comprend la dépense de glycogène nécessitée par ce travail de réaction. Il n'en reste plus assez pour réduire les substances saccharifiables contenues dans le sang, et le sucre apparaît dans l'urine.

Séduisante au plus haut degré cette explication me paraît être la bonne : elle est d'ailleurs confirmée par ce fait qu'on ne voit apparaître la glycosurie que dans la période avancée de l'intoxication.

Albuminurie. — Outre l'apparition du sucre dans l'urine des morphiniques, l'analyse y démontre encore la présence d'albumine.

Pour M. Huchard (1) l'abus de la morphine peut conduire à l'albuminurie permanente et le savant médecin considère que le mécanisme intime de ce phénomène n'est autre que l'hypotension artérielle produite par le poison d'habitude.

Il eut l'occasion d'observer à l'hôpital une femme morphinomane depuis plus de cinq ans, prenant environ 80 centigrammes de morphine par jour. Une année après le commencement de sa funeste habitude on avait constaté dans son urine la présence d'albumine dont la quantité quotidienne s'élevait à 3 et même 4 grammes par jour. Cette malade mourut au milieu d'accidents urémiques caractérisés par des vomissements incoercibles et des accidents cérébraux.

---

1. Huchard, Comm. à la Soc. méd. des hop. Séance du 9 mai 1889.

L'autopsie démontra toutes les lésions du gros rein blanc. La tension artérielle avait été trouvée, pendant les dix-huit mois qu'elle resta à l'hôpital, inférieure à la normale.

Une autre morphinomane du service de M. Huchard, sujette à des attaques d'asthme déterminant une oppression considérable, ne se calmait qu'à l'aide d'injections hypodermiques de morphine. Elle arriva à en absorber 1 gr. 50 par jour. Au bout d'une année d'intoxication l'albuminurie se déclara et deux ans après, elle succombait aux suites d'accidents urémiques.

On ne peut mettre l'albuminurie dans ce cas, sur le compte de l'emphysème pulmonaire, car cet emphysème n'avait eu qu'un faible retentissement sur le cœur et aucun autre organe que le rein ne présentait de traces d'altération.

D'ailleurs, comme le fait si justement observer M. Huchard, la néphrite parenchymateuse est presque toujours attribuable à un processus particulier de dégénérescence. Sa pathogénie, son étiologie véritable sont encore entourées de beaucoup d'obscurités. Il semble cependant que la cause invoquée dans ces deux cas ne laisse guère place à la discussion.

Levinsten a fourni des preuves expérimentales et cliniques de l'albuminurie morphinique ; il s'exprime ainsi dans sa monographie sur la morphinomanie parue en 1878.

« J'ai rencontré souvent de l'albumine dans l'urine des morphinomanes, d'une part pendant l'usage prolongé de la morphine et d'autre part pendant la période de suppression. L'albumine qui se montre pendant l'usage prolongé des injections de morphine est, ou bien un symptôme fugitif qui apparaît irrégulièrement et qu'on n'observe que quelques jours, ou bien c'est un symptôme permanent qui ne disparaît qu'au bout de quelques semaines ou de quelques mois après la suppression de la morphine. »

Quant à la pathogénie de cette albuminurie spécifique il la rapporte à une sorte d'état parétique des plexus nerveux, qui enlacent l'artère rénale, se basant sur la démonstration expérimentale faite par Wittich qui provoque l'apparition de l'albumine dans l'urine, en sectionnant ces plexus.

C'est là une hypothèse ingénieuse, mais dont la démonstration clinique est loin d'être faite.

M. Huchard ne l'admet pas et il cherche d'autres explications plus probantes. Il convient, dit-il, de distinguer deux sortes d'albuminurie chez les habitués de la morphine ; suivant qu'elle est transitoire, peu abondante, sans lésion rénale, ou qu'elle s'accompagne au contraire de modification plus ou moins profonde dans la tension artérielle, et qu'elle se montre d'une façon permanente.

La première serait provoquée vraisemblablement au même titre que la glycosurie transitoire, par l'action de la morphine sur le bulbe. Nous verrons, en effet, plus loin que la congestion de la moelle allongée a fait l'objet de remarques spéciales dans les quelques procès-verbaux d'autopsie de morphinomanes enregistrés dans la science. Peut-être cette irritation longtemps continuée des centres supérieurs qui président aux fonctions hépatiques et rénales est-elle susceptible d'aboutir, à la longue, à la production de lésions rénales avec albuminurie persistante.

Peut-être s'agit-il dans ce dernier cas d'altérations vulgaires, de dégénérescence athéromateuse des vais-

eaux afférents et efférents du rein ou de l'altération des
éléments propres de l'organe (dégénérescence de l'épi-
hélium), produisant plus ou moins complètement son
imperméabilité.

Ces dernières lésions organiques seraient dues selon
toute apparence à la tendance particulière de la morphine
à déterminer par son usage prolongé, des congestions
passives, répétées, permanentes du côté de plusieurs
organes, le cerveau, le foie, le rein surtout.

Morphine et nutrition générale. — Il faut avoir présent
à l'esprit ce fait que la morphine ralentit la nutrition par
deux procédés différents : en diminuant la quantité
des échanges intra-cellulaires, et en opposant à l'élimination des substances incomplètement oxydées ou aux
déchets de la nutrition un obstacle qui s'accroît avec la
durée de l'imprégnation toxique.

L'urine des morphiniques est riche en acide urique, en
créatine, en créatinine, substances dérivant de l'oxydation incomplète des aliments azotés. On n'y trouve que
fort peu d'urée qui est le dernier terme de l'oxydation
de ces aliments.

Les morphinomanes deviennent à la longue des albu-
minuriques ; des conditions multiples se trouvent réunies chez eux pour le développement d'accidents de ce
genre : altérations vasculaires, dyscrasie toxique. La cachexie morphinique est vraisemblablement constituée
par des modifications des albuminoïdes du sang, lesquels
subissent dans leur constitution chimique de telles variations qu'ils perdent leur puissance d'assimilation.

Tant que la stimulation morphinique imprime au
mouvement vital une impulsion artificielle, l'élimination
quoique incomplète des matières de déchet suffit à pa-
rer à une éventualité d'empoisonnement par rétention

de ces matières. Le jour où par suite de circonstances majeures, ou par le fait du traitement, cette excitation factice vient à manquer, les phénomènes d'urémie se déclarent : urémie cérébrale, respiratoire, gastro-intestinale.

C'est un très curieux chapitre de pathologie que celui de la genèse des divers accidents survenant au moment de l'abstinence chez les morphinomanes.

Nous trouvons toutes les formes d'urémie cérébrale à cette période de la vie de l'habitué de la morphine : convulsions, contractures, délire avec hallucinations, état de somnolence, collapsus. La céphalalgie intense, l'amblyopie, la diplopie, les vertiges, les éblouissements manquent rarement; ils varient seulement d'intensité suivant que la suppression de la morphine se fait brusquement ou lentement. L'hyperesthésie cutanée, les démangeaisons si souvent signalées dans l'urémie, sont monnaie courante chez les abstinents de morphine.

Du côté de l'appareil digestif, les signes d'urémie se retrouvent sous forme de diarrhée avec évacuations alvines, parfois séreuses contenant de l'urée ou du carbonate d'ammoniaque.

L'urémie respiratoire se traduit chez nos morphinomanes par des crises d'asthme à répétition, si caractéristiques auxquelles peu d'entre eux échappent lorsqu'ils sont privés d'une quantité notable de leur poison habituel. Elles s'accompagnent d'un abaissement assez notable de la température, dont les malades ont conscience.

Le mode respiratoire dit de Cheyne-Stokes n'est pas rare chez les tributaires de la morphine : le rythme de la respiration est constamment troublé chez eux, et il en est peu qui *sachent respirer*. Pendant quelques secondes les mouvements respiratoires sont complètement suspendus puis le malade fait quelques inspirations espacées qui vont en se rapprochant rapidement et deviennent de plus en plus superficielles ; arrivés à leur maximum de fréquence ils commencent à se ralentir progressivement jusqu'à l'apnée complète.

L'urine des morphinomanes. — L'urine des habitués de la morphine est extrêmement intéressante à étudier. Sa quantité est généralement au-dessous de la moyenne ; on y trouve l'urée à un chiffre inférieur à celui de la normale.

Peu abondante, épaisse. chargée de cristaux d'acide urique, elle ressemble à celle des serpents.

Outre ces déviations pathologiques du liquide urinaire nous possédons dans son analyse la preuve matérielle des habitudes toxiques de l'habitué de la morphine. Il convient de dire cependant que l'alcaloïde ne passe qu'en petite quantité par cette voie. Il est éliminé surtout, comme nous le savons, par le foie et le tube digestif. Il est donc nécessaire pour que les recherches spéciales la décèlent dans l'urine, que le malade en prenne une dose journalière assez massive. Les expériences faites au laboratoire de la clinique des maladies mentales à l'asile Sainte-Anne le prouvent d'une façon péremptoire. Notta avait déjà indiqué le chiffre de 0,10 centigrammes comme minimum nécessaire pour qu'une réaction se produise. Je l'ai recherchée à l'aide des divers procédés signalés jusqu'ici, chez des morphiniques qui en prenaient 40 centigrammes par jour sans arriver à la trouver en sorte que je suis disposé à croire que cette dose quotidienne est au moins nécessaire pour que la réaction caractéristique de l'urine morphinisée se produise.

Cette réaction peut être obtenue à l'aide de divers procédés dont je dois énumérer les principaux :

1e *Procédé de Dragendorff.* — Il consiste à concentrer l'urine en consistance sirupeuse, à la traiter par l'alcool, pour enlever tout le sel, et à faire évaporer ensuite l'alcool. Le résidu est traité par l'eau chaude et l'urée est reprise par l'alcool amylique.

Cette manipulation soumise ensuite aux réactifs de la morphine permet de la déceler à la dose de 15 milligrammes dans la quantité d'urine émise pendant 24 heures.

2° *Procédé de Notta.* — L'urine est traitée par le sous-acétate de plomb au 1/10 m. Dépôt abondant formé de la réaction du sel de plomb sur les acides urique et phosphorique sur les matières colorantes et les matières extractives. La morphine persiste dans l'urine décolorée, combinée avec l'acide acétique.

On élimine l'excès de plomb, on additionne d'un excès d'ammoniaque et d'alcool anylique chaud, qui se sépare par le repos et entraîne la dissolution de morphine contenue dans l'urine, on ajoute de l'eau acidulée à l'aide d'acide sulfurique : elle forme du sulfate de morphine qu'on décompose par l'ammoniaque, et qu'on reprend par l'alcool amylique. Cet alcool évaporé laisse pour résidu la morphine qu'on essaie par les réactifs habituels. Notta affirme que son procédé est sensible quand le malade prend 0/10 centigrammes par 24 heures.

- Ces deux procédés les plus parfaits et les plus démonstratifs sont longs et minutieux : il faut être chimiste, il faut posséder des appareils nombreux et un véritable laboratoire pour les mettre à profit.

3e *Procédé.* — Il en est un troisième un peu plus rapide

qui est le suivant : concentrer l'urine à consistance de sirop, neutraliser par l'ammoniaque, évaporer, traiter le résidu par l'alcool amylique. Evaporer, traiter le résidu par l'acide chlorhydrique à solution faible et évaporer. Le résidu contient toute la morphine.

Quant aux réactifs spéciaux de l'alcaloïde ils sont assez nombreux : on peut considérer le suivant comme principalement sensible :

1° Réactif de Bouchardat. — Iodure de potassium, ioduré. Il donne un précipité blanc jaune.

        Iode.   10
        Iodure de potassium   20
        Eau   500

2° R. de Frœhde — 0 gr.01 centigr. de molybdate de soude dans 100 centimètres cubes d'acide sulfurique. Il donne un précipité d'un beau violet.

3° R. de Hessler. Iodure double de mercure et de potassium. Il donne un précipité blanc jaunâtre.

        Bichlorure de H G. . . . 13 g.546
        Iodure de potassium . . 49 g.80
        Eau . . . . . q. s. pour un litre.

Ce réactif versé directement dans l'urine précipite en blanc-jaune les alcaloides qu'elle contient.

4° R. de Marmé. — Iodure double de cadmium et de potassium. Il donne un précipité blanc, floconneux.

5° R. de Husemann. — Mélange d'acide sulfurique et azotique. Il est extrêmement sensible et donne une coloration jaune.

6° L'acide iodique et le sulfure de carbone. Ils produisent une coloration rose à un dixième de milligramme.

7° Le phospho-molybdate de soude.

Il est considéré par M. de Vry comme un des réactifs de la morphine les plus sensibles.

VIII. — *Morphinomanie et affections intercurrentes.*

Un des points les plus curieux offerts aux recherches des savants par l'étude de la morphinomanie est, sans contredit, celui qui consiste à l'examiner dans ses rapports avec les affections chirurgicales ou internes qui surviennent en concomitance avec elle.

L'état dyscrasique du sang, la diminution du champ circulatoire, les troubles fonctionnels et les altérations de la peau constituent un tel ensemble de causes amenant la déchéance organique, que les plus inoffensives opérations, les plus légers traumatismes peuvent devenir le point de départ d'accidents sérieux.

Le morphinique est souvent albuminurique, glycosurique même : on sait quelle prudence il convient d'apporter chez les sujets à opérer dont la nutrition est ainsi altérée.

M. le professeur Verneuil a signalé cette influence funeste au congrès de la Rochelle en 1882, en s'appuyant sur l'observation d'un morphinomane qui avait présenté un érysipèle bronzé à la suite de la résection d'un nerf. Ce n'est pas la seule complication chirurgicale que puissent offrir les tributaires de la morphine : le phlegmon et les abcès sont fréquents chez eux et surviennent parfois sous les moindres causes d'irritation des tissus.

Outre l'altération des milieux solides et liquides de l'économie, il convient de tenir compte, dans l'apparition de ces accidents, de l'état du système nerveux. Les ébranlements répétés qu'y a produit la morphine ont détrempé son ressort et lui ont en quelque sorte soutiré la vie, de sorte qu'il est légitime d'attribuer à son épuisement au moins autant qu'au désordre de la nutrition l'imminence morbide créée par l'imprégnation habituelle du poison.

Qu'il survienne une maladie aiguë intercurrente, l'organisme délabré n'est plus capable d'en faire les frais.

Les Allemands ont décrit une sorte de *phthisie spéciale* au morphinisme, qu'ils ont nommée phthisie morphinique. S'ils entendent par ce mot, la cachexie inévitable lorsque l'habitude est longtemps continuée, l'émaciation qui caractérise la morphinomanie ancienne, la teinte plombée des téguments et l'anéantissement général des forces, nous sommes de leur avis.

Mais nous ne saurions admettre que la phthisie tuberculeuse produite par l'évolution dans le parenchyme pulmonaire du bacille de Koch, soit plus fréquente chez les morphiniques que chez les autres.

Morphine et syphilis. — En revanche, il est une affection chronique, assez répandue chez les morphinomanes hommes, qui emprunte à l'intoxication chronique par l'alcaloïde une allure particulière et dont la marche se trouve par son fait singulièrement modifiée, je veux parler de la syphilis.

J'ai eu l'occasion d'observer un jeune morphinomane fort intelligent qui contracta la syphilis au cours de son habitude morbide. Les accidents primitifs constatés par plusieurs médecins spécialistes ne laissèrent aucun doute sur leur nature. Un traitement fut immédiatement institué, et quelle ne fut pas la surprise du médecin traitant de constater quelques mois après l'apparition du chancre infectant, le développement d'accidents appartenant nettement à la période tertiaire : bouton d'ecthyma, tumeurs gommeuses.

Un autre fait, absolument analogue à celui-ci, m'a été communiqué par un confrère : il s'agissait d'une dame morphinomane contaminée par son mari et chez laquelle la transition se fit brusquement de la période primitive à la période tertiaire. Je n'ai malheureusement pu obtenir la permission de publier son observation.

Que conclure de ces faits, qui donnent à la syphilis une physionomie et une allure si particulières, quand elle se trouve en concomitance avec des habitudes morphiniques ?

S'il était permis vis-à-vis de constatations aussi rigoureuses qu'inattendues, de formuler une hypothèse, je dirais que la plus vraisemblable est celle-ci :

Certains syphiligraphes n'hésitent pas à affirmer que le virus spécifique se modifie en évoluant dans l'organisme ; qu'il perd au bout d'un certain temps certaines de ses propriétés pour en acquérir d'autres. Ils disent, ce qui est fort admissible, que le virus qui produit les accidents primitifs n'est pas le même que celui qui provoque les accidents secondaires, et que ce dernier ne peut être identique à celui qui détermine les accidents tertiaires.

Il serait rationnel d'admettre que l'alcaloïde exerce sur le virus spécial de la première période une action élective, qui lui communique certaines propriétés d'affinité par lesquelles, transformé, modifié, il arrive sans transition au degré de virulence tertiaire.

Cette question que je ne puis que signaler ici appelle l'attention des chercheurs. Il est vraisemblable que l'imprégnation morphinique place l'économie dans des conditions de réceptivité et de réaction organique toute spéciale, vis-à-vis de la plupart des maladies aiguës ou chroniques. Un point reste acquis ; l'habitude de la morphine ouvre une porte à toutes les infections : elle communique aux affections intercurrentes un cachet de gravité spéciale par le fait de la débilitation de l'organisme et de l'altération des milieux vivants.

IX. — *Morphinomanie expérimentale*.

Depuis que les propriétés de la morphine ont été mises en honneur, dans l'art de guérir, les expériences pratiquées sur les animaux dans le but de découvrir le mode suivant lequel s'opère sa mystérieuse action, se sont rapidement succédé : leur nombre en est considérable et on comprendra que, limité par l'espace, je ne puisse signaler que les principales. Chouppe est le premier qui ait morphinisé des animaux dans le but d'étudier la réaction consécutive qu'ils présenteraient. Puis vinrent les belles recherches de Laborde et Calvet qui furent si complètes, qu'on n'y a pour ainsi dire rien ajouté, depuis, au point de vue des effets organiques.

Les principales constatations faites au cours de ces expériences furent tout d'abord, une accélération de la respiration qui devient irrégulière et saccadée.

A cette première période généralement très courte, en succède une autre : période de ralentissement, de cessation momentanée, même, de la respiration, véritable syncope respiratoire, s'accompagnant de narcose.

1. Chouppe, *Soc. de biol* et *Gaz. méd.*, 1874.

Du côté du cœur deux modifications successives et constantes ont été observées : dans une première phase, excitation et accélération des battements cardiaques et du pouls, abaissement correspondant de la pression sanguine : hypotension du Dr Huchard. Dans une seconde phase : arrêt momentané, syncope cardiaque. Mais l'arrêt de la respiration précède presque toujours l'arrêt du cœur.

L'examen opththalmoscopique a permis de démontrer quelques minutes après l'injection une pâleur, une ischémie considérable de la rétine. Les artères sont moins visibles, les veines sont congestionnées. Cette anémie rétinienne est l'image de l'anémie cérébrale.

La morphine détermine chez les animaux quelques minutes après la piqûre, une légère élévation de température puis un abaissement progressif, habituellement rapide, dont le chiffre moyen est de deux degrés centigrades.

L'étude expérimentale du morphinisme chronique chez les animaux a mis en valeur les points suivants : amaigrissement très sensible au bout de huit jours d'expérience : à partir de ce moment l'émaciation arrive rapidement. La température s'abaisse d'une manière continue et progressive jusqu'à la mort.

Les sécrétions salivaire et urinaire accrues à chaque expérience d'injection sous-cutanée, pendant les premiers jours ne tardent pas à diminuer après cette première période, et arrivent promptement à se supprimer complètement.

La mort se produit soit par asphyxie soit au milieu de symptômes convulsifs extrêmements violents, analogues au strychnisme. Les principales lésions constatées après la mort furent une anémie complète des tissus de l'encéphale et de la moëlle des plaques d'infiltration sanguine apoplectiforme, disséminées dans les poumons, des caillots passifs asphyxiques dans le cœur, des taches ecchymotiques dans l'estomac, une hyperhémie de la muqueuse intestinale, et de la congestion du foie et des reins.

Ces quelques notes anatomo-pathologiques se trouvent complétées, en ce qui touche les désordres locaux produits par la morphine dans les centres nerveux supérieurs, par une étude suffisamment démonstrative faite par le Dr Libermann. Je cite textuellement le passage suivant que je lui emprunte (1).

« Sur neuf chiens de même portée, de même taille et de grosseur à peu près égales, huit reçurent dans la région dorsale préalablement rasée, une injection hypodermique de deux centigrammes de chlorhydrate de morphine. Deux heures après l'injection, les huit chiens injectés éprouvèrent quelques vomituritions et un peu d'agitation traduite par des mouvements convulsifs de l'arrière-train : puis ils tombèrent dans un sommeil profond, calme et paisible. Quand ils furent endormis, on opéra une section de la boîte crânienne avec ablation de la calotte.

« Le cerveau parut alors à nu : il était très congestionné, surtout du côté des veines et des sinus cérébraux. Les huit cerveaux furent retirés ; ils étaient lourds et manifestement augmentés de volume. Le cerveau d'un chien qui n'avait pas reçu l'injection fut enlevé de la même manière pour être comparé avec ceux des chiens injectés. Ces derniers mesuraient un demi-centimètre de plus dans le diamètre antéro-pos-

1. Libermann. *Les fumeurs d'opium en Chine*, p. 20.

térieur. Ils pesaient en outre 20 grammes de plus que le cerveau du chien non narcotisé. »

Il semble manifeste d'après ces expériences que la morphine en injection congestionne le cerveau, augmente son poids et amplifie sa dimension.

Seulement le crâne du chien n'a été ouvert que deux heures après les injections, c'est-à-dire au moment où l'excitation produite par l'alcaloïde était épuisée. Il est vraisemblable que le résultat de cette observation eut été diamétralement opposé si les animaux eussent été sacrifiés quelques minutes après la piqûre.

X. — *Conclusions.*

Et puis, en somme, que conclure des expériences pratiquées sur les animaux pour ce qui touche le système nerveux supérieur ? Quelle comparaison établir entre les atteintes portées à un appareil qui chez eux n'est destiné qu'à des fonctions rudimentaires, tandis qu'il commande chez l'homme les facultés supérieures de l'intelligence et du sentiment, de la volonté et des abstractions.

Les éléments nerveux dans les autopsies d'animaux morphinisés ne présentaient aucune altération histologique spéciale du côté de l'encéphale. La moelle semble moins épargnée.

Von Eschisch y a trouvé les lésions suivantes : cellules altérées présentant trois types de lésion : tuméfaction, trouble, vascularisation, dégénérescence finement granuleuse, hyperhémie des vaisseaux autour desquels se produisent dans la substance grise des exsudats plasmatiques par altération de leurs parois.

M. Pilliet désirant vérifier les altérations histologiques signalées par divers observateurs, et en particulier Binz et Kochs (1) et Tigges (1883) (2) soumit à des injections hypodermiques de morphine deux chiens adultes pendant trois semaines en augmentant de un centigramme tous les deux jours. Au bout de ce temps, les animaux prenaient 10 centigrammes de morphine par jour. Ils présentaient une hébétude marquée, ne remuaient que peu, ne mangeaient plus.

Les principales constatations faites à l'autopsie furent une surcharge graisseuse de la plupart des organes, du rein surtout.

Le cerveau et le foie étaient frappés de stéatose pure ; la stéatose hépatique fut d'abord intra-cellulaire : les cellules sont distendues par la graisse.

Le cerveau renferme des corpuscules granuleux très abondants sur la limite de la substance grise et de la substance blanche : ces corpuscules granuleux se prolongent en amas dans la couronne rayonnante. Dans la substance grise la couche névroglique externe et la couche des petites cellules paraissent normales, mais la couche des grandes cellules montre une diminution considérable de ces éléments, diminution surtout frappante quand on compare avec les coupes du cerveau de chien normal où ces cellules sont très abondantes.

Le cervelet est à peu près normal ; il en est de même des nerfs périphériques.

Les muscles et tous les autres tissus paraissent sains.

1. Binz et Kochs, *Centralblatt f. Klin. Med.*, Lipzig, 1886.
2. Tigges, 1883 — *Analyse* in *Journal of American med. association*, 1886.

Les glandes salivaires n'ont rien de particulier : dans l'estomac les cellules principales sont opaques au lieu d'être claires, mais on peut leur trouver cet aspect dans d'autre cas.

En résumé, les éléments parenchymateux du cerveau et du foie sont altérés sans infiltration embryonnaire, ni sclérose ; cette altération consiste en une stéatose d'abord interstitielle, puis collectée.

XI. — *De l'animal à l'homme.*

Les expériences pratiquées sur les animaux sont assez contradictoires, suivant les espèces, en ce qui concerne les symptômes terriblement douloureux qui accompagnent et marquent l'état de privation chez les tributaires de la morphine. L'état mental, l'obsession de là pensée par l'idée fixe joue-t-il malgré tout à côté de la souffrance générale de l'organisme un rôle plus ou moins sérieux ?

Des lapins morphiniques ont été sevrés brusquement après une accoutumance de trois mois pendant lesquels on était arrivé à leur injecter quarante centigrammes par jour, chiffre énorme qui représente plus de dix fois le maximum pour l'homme. Aucune réaction inquiétante ne se manifesta (Jennings).

Cependant, M. le Dr Pichon a réussi à provoquer chez un chat et chez une jeune chienne la période d'euphorie ou tout au moins l'état de besoin vital. Ces anciennes morphinisées manifestaient une anxiété très remarquable, un certain temps après la piqûre et paraissaient réellement, au bout de quelques jours d'habitude, réclamer leur bienfaisante injection.

Au Cambodge, les singes et les chiens présentent quelquefois un état de morphinomanie très caractérisé. Ces animaux, habitués à vivre dans la fumée de l'opium, y prennent peu à peu plaisir, et épient l'heure de la pipe pour se glisser aux côtés de leur maître et prendre leur part de fumée. Ils sont friands des résidus des pipes et s'ils en sont privés plus d'un jour ou deux, ils tombent dans un état de dépression semblable à celui des hommes morphinomanes qui ne peuvent satisfaire leur passion. Ils ne sont rendus à leur état normal que par la fumée de l'opium (1).

La morphine produit chez le cheval une excitation extrême. Albrecht, Schilling, Friedberger, professeur à l'école vétérinaire de Munich, ont déjà signalé ce fait.

Après une injection de 20 centigr. de morphine, le cheval s'élance, frappe des pieds. Sa tête se couvre de sueur, sa respiration est accélérée et pénible, les vaisseaux de la tête sont distendus, les muqueuses, injectées. L'accès de fureur dure quelques heures. Le cheval n'est calmé que par une saignée abondante (2).

XII. — *Anatomie pathologique.*

Chez l'homme, l'anatomie pathologique de la morphinomanie reste à faire. A la vérité, les documents deviennent d'année en année plus nombreux, et en s'accumulant ils constituent un ensemble d'observations

1. Jammes. Comm. à l'Acad. des Sciences, Paris, 1887.
2. *Recueil de médecine vétérinaire*, 15 mai 1878.

fort intéressant, mais insuffisant à permettre d'ouvrir un chapitre spécial à ce sujet.

Nous savons que le cœur est souvent surchargé de graisse; la cachexie morphinique et des lésions pulmonaires multiples à caractère aigu ou chronique ont été signalées en Allemagne et en France; des abcès profonds, des gangrènes localisées ont été trouvés; le Dr Combes a étudié la carie dentaire; l'œdème cérébral est constant.

Le professeur Ball est le premier observateur qui ait décelé la présence de la morphine dans les organes. Il eut l'occasion de pratiquer l'autopsie d'une jeune femme vigoureuse, ne présentant aucune affection intercurrente, mais morphinomane depuis de longues années et ayant succombé au collapsus provoqué par le fait de la suppression.

Le cœur fut trouvé graisseux : le myocarde était pâle et ses fibres avaient subi un commencement de dégénérescence.

Les éléments histologiques des centres nerveux : cerveau, bulbe, moelle épinière, ne révélaient aucune altération.

Il existait de l'œdème du cerveau.

Le rein et le foie parurent normaux : quelques cellules hépatiques étaient cependant altérées.

Le fait le plus intéressant constaté à cette autopsie fut la présence de morphine dans les viscères. On en trouva dans les centres nerveux, la rate et les reins en petite quantité; mais dans le foie il s'était fait une véritable accumulation du poison.

CHAPITRE V

LES TROUBLES DE L'INTELLIGENCE CHEZ LES MORPHINOMANES.

Deux conditions essentielles à la production de désordres intellectuels, plus ou moins accentués, se trouvent réunies chez le morphinomane : la prédisposition cérébrale héréditaire ou acquise et l'action élective du poison sur les centres nerveux.

Je n'ai pas besoin de m'étendre, ici, sur la question de prédisposition qui se trouve traitée dans cet ouvrage au chapitre II. J'y ai démontré que les morphinomanes sont, à de rares exceptions près, des héréditaires ; qu'on trouve chez leurs ascendants, des désordres cérébraux, variant depuis l'originalité, la bizarrerie dans les discours et dans les actes, le nervosisme ou l'hystérie, jusqu'aux affections vésaniques, à la folie proprement dite, à la paralysie générale et aux lésions spécifiques des centres nerveux médullaires.

D'autre part, le morphinomane lui-même n'est jamais un être parfaitement équilibré : souvent troublé dans sa sensibilité superficielle ou viscérale, il est atteint d'hystérie, fruste peut-être, ne se manifestant guère que par ses attributs psychiques, ou d'hypocondrie, de neurasthénie, pour parler le langage médical moderne.

Manquant d'énergie et de décision, plus instinctif que raisonnable il constitue, ainsi que nous l'avons vu plus haut, un terrain tout préparé pour les intoxications passionnelles : alcoolisme, éthéromanie, morphinisme.

Ces habitudes funestes à sa conduite intellectuelle réagissent à leur tour, sur ses déterminations psychiques : elles créent, ou pour être plus juste, développent les forces automatiques des éléments nerveux, annihilent la volonté et livrent, plus ou moins, suivant le degré de l'imprégnation toxique, leur malheureuse victime, rendue impuissante, aux énergies incoercibles de son cerveau hyperhémié.

Car nous avons constaté que dans l'expérimentation sur les animaux, l'action de la morphine détermine toujours un apport considérable de sang vers les régions encéphaliques, apport suivant de près les piqûres. Puis, au bout d'un temps variable, relativement court, à cette hyperhémie paralytique succède un spasme généralisé des vaso-moteurs. La rétine se montre alors anémiée : les artères sont à peine perceptibles. Chez les animaux sacrifiés à ce moment, les centres nerveux apparaissent exsangues, avec à peine quelques traces de congestion passive, sous forme d'un léger œdème cérébral.

Des modifications aussi fréquentes et aussi répétées dans la circulation cérébrale ne doivent pas manquer de produire dans la nutrition moléculaire des éléments nerveux, de brusques et incessantes variations. Elles se traduisent en dernière analyse par des désordres plus ou moins sérieux dans leur fonctionnement constituant pour eux un état de souffrance qui se révèle à nous sous forme de troubles intellectuels variables comme intensité et comme aspect.

Des expériences multiples et bien conduites nous apprennent que, dans l'échelle zoologique, plus le sys-

ème nerveux d'un animal est développé plus l'action
le l'alcaloïde est puissante.

Buchlein fait remarquer avec justesse que, parmi les
liverses races, les peuples les plus civilisés, les plus
léveloppés au point de vue encéphalique, sont aussi
es plus sensibles à l'action de la morphine (Saudry).

Cette sorte de sélection intellectuelle est vraiment
fort remarquable ; elle s'exerce en trois stades qui peu·
vent se résumer ainsi : d'abord, elle excite les cellules
corticales, puis elle affaiblit leur activité, et enfin elle
les paralyse. De là sa triple action : suractivité cérébrale
d'abord, suivie de sommeil, et enfin stupeur.

La sélection de la morphine est à ce point évidente
que pour qu'elle produise un effet narcotique chez les
animaux il est nécessaire d'employer des doses énormes relativement au poids de l'animal, et alors la poussée spécifique ne pouvant se produire sur l'organe de
l'intelligence, la réaction violente a lieu sur la moëlle.
Des phénomènes d'excitation périphérique se manifestent sous forme de convulsions épileptiformes.

I. — *La morphinomanie est-elle une psychose ?*

Les premiers médecins allemands qui s'occupèrent de
révéler au monde scientifique la passion morbide de la
morphine nous la présentèrent comme une véritable
psychose. Pour Laehr et Fiedler, tout morphinomane
était un aliéné, ne jouissant, ni de la plénitude de ses
facultés, ni de son libre arbitre, et devait, partant, être
considéré comme tel vis-à-vis de la société.

Ces observateurs, pourtant distingués et savants, n'avaient considéré qu'un côté de la question. Ils n'étaient pas loin de la vérité mais ne la possédaient pas tout entière.

Il est parfaitement avéré que, de même que les psychoses, la morphinomanie ne se développe que sur un terrain préparé, et ce terrain à tout prendre est à peu près le même, soit pour la passion de la morphine, soit pour l'éclosion des vésanies.

Une fois l'habitude de la morphine contractée il est bien certain que des troubles intellectuels peuvent sous son influence se manifester et même devenir chroniques, constituant ainsi la folie confirmée.

Enfin l'impulsion à se piquer, impulsion que nous avons vue irrésistible, plus forte que la volonté, et plus tenace que les plus fermes résolutions, cette impulsion morbide, dis-je, rentre plus ou moins dans le cadre des perversions mentales.

Se basant sur ce seul symptôme impulsif, certains auteurs n'ont pas craint de considérer l'habitude de la morphine comme un syndrome épisodique (Magnan), au même titre que la dipsomanie, la kleptomanie, la pyromanie, etc., et tous ces désordres que les études récentes permettent d'envisager comme autant de manifestations isolées d'un état héréditaire sous-jacent.

Il y a évidemment une grande part de vérité dans cette interprétation de l'habitude toxique au début. Ceux qui sont prédestinés à la contracter étaient presque tous, avant de devenir ses tributaires, des instinctifs, c'est-à-dire des êtres dominés par la *sensation*, impuissants à réfréner la tendance de toute sensation à se transformer en acte. Ils manquaient déjà de pondération, d'équilibre ; le pouvoir réfrénateur de leur

Moi, leur faisait déjà défaut, ce pouvoir qui perçoit, analyse, juge et finalement se décide pour ou contre l'accomplissement de l'acte.

Je m'étendrai plus longuement à ce sujet au chapitre des déductions médico-légales auxquelles donne lieu l'étude de la morphinomanie. Je dois cependant signaler qu'il ne s'agit point seulement dans l'habitude tyrannique de la morphine d'un irrésistible réflexe, mais d'un véritable état de besoin psycho-somatique permanent et non intermittent comme les divers syndromes épisodiques signalés chez les héréditaires. Ceux-ci sont véritablement comparables à une névrose périodique convulsive se produisant sous forme de décharges à échéance variable, promptes comme la foudre quelquefois, et les intervalles qui les séparent sont remarquables par le calme absolu dans lequel se tiennent les sujets qui les présentent.

Tout autre nous apparaît la nostalgie de la morphine, besoin physiologique, engendré au milieu des éléments primordiaux de nos tissus, n'ayant son identique que dans les sensations de faim, de soif, de sommeil et prolongeant ses racines jusque dans les mystérieuses profondeurs de l'organisme.

Comme tous les autres appétits, l'homme partage celui de la morphine avec les animaux : nous avons vu que les chats, les singes, les chiens sont susceptibles de le voir se développer en eux, que les singes et les chiens des fumeurs d'opium de Chine devenaient de véritables opiomanes, que l'accoutumance était chez eux le point de départ d'une tendance aussi énergique à la répétition qu'elle l'est chez l'homme.

On ne peut toutefois s'empêcher de reconnaître dans le développement de la morphinomanie une part de volonté ; l'habitude, l'imitation, tout cela plus ou moins raisonné, je l'admets, participent à son évolution, mais elles sont soumises cependant à notre libre arbitre, influençables par notre volonté et appartiennent au domaine de nos déterminations spontanées. Tandis que dans l'apparition des psychoses le fatalisme seul règne en maître, fatalisme physiologique ayant sa source dans des altérations de nutrition qui échappent à notre appréciation, mais contre lesquels la volonté est impuissante. La morphinomanie est fille de l'accoutumance ou du désir ; la folie est la résultante des activités automatiques morbides de notre cerveau.

Le principe des intoxications passionnelles a été bien mis en lumière par Morel quand il représente la nature humaine comme aussi avide d'excitation cérébrale, de volupté psychique que de sensualité physique. C'est la recherche de cette excitation cérébrale si délicieuse à en croire quelques adeptes de la morphine, qui provoque la passion. Quelle assimilation est possible avec la folie ?

On a vu les débuts de l'aliénation mentale marqués par des habitudes morphiniques : il faut vraisemblablement rapporter cette coïncidence à l'affaiblissement tant intellectuel que musculaire ou génital qui se constate dans les périodes prodromiques de certaines vésanies. Le candidat à la folie éprouve une incapacité de travail, une anesthésie sensitive, affectueuse, une tendance à la syncope, quelquefois, et ces sensations sont si pénibles, si décourageantes, qu'il a recours, si les moyens lui en sont offerts, à un excitant propre, commode, agréable, et il est souvent secondé par la complicité de son médecin.

Ou bien son appétit est languissant ; il est saisi d'une

oppression habituelle, tourmenté par une dyspepsie rebelle : il ne peut échapper à des tristesses sans motifs, à des malaises continuels, tout cela si fréquent dans la période d'incubation de la folie. Que faire ? Il a tant entendu vanter les bienfaits de la morphine qui dissipe le spleen et guérit les douleurs, qu'après avoir essayé de toutes les médications anciennes et récentes, il s'adresse à cet agent magique et lui demande le soulagement à ses maux.

Peut-être dans certains cas l'échéance fatale de la folie s'est-elle trouvée reculée. Je suis volontiers porté à le croire, le rétablissement du calme, la cessation des souffrances étant un grand bienfait dans cette voie, et un appoint considérable dans la curabilité des affections mentales au début.

Pour étudier avec fruit les désordres intellectuels que présente, au cours de son habitude, le morphinomane, il importe de le prendre dès le début, de le suivre plus tard jusqu'à la guérison, ou peut-être... l'asile d'aliénés.

Il n'est pas niable que l'agréable sensation produite par la morphine pendant la lune de miel de la morphinomanie, s'il m'est permis de me servir de cette expression, est bien plutôt intellectuelle que sensitive. Le bonheur artificiel provoqué par l'injection chez quelques rares élus trouve surtout ses origines dans la puissance et la vivacité de la pensée qui a, à ce moment, des ailes, me disait un habitué récidiviste.

J'ai déjà comparé avec l'état de béatitude des paralytiques généraux au début de leur maladie, cette période d'exaltation transitoire qui présente le plus haut intérêt. Le parallèle est en effet frappant. Expansifs et remplis d'entrain, leur activité à l'un et à l'autre est démesurée : elle se manifeste non seulement dans leur langage et leurs écrits mais surtout, dans leur conduite. Ils entreprennent des affaires; ils commencent mille choses qu'ils sont incapables, faute de souffle, de mener à bien. C'est là une caractéristique de ces deux états où l'hyperhémie de l'écorce cérébrale déterminée par deux mécanismes différents aboutit, en somme, aux mêmes résultats.

Ils conçoivent mille projets dont ils cherchent la réalisation immédiate, et qu'ils abandonnent d'ailleurs, promptement, pour de nouvelles entreprises.

Sous l'influence de cette surexcitation factice, ils acquièrent des aptitudes qu'on ne leur connaissait pas et qu'ils sont tout surpris de se trouver à eux-mêmes. Leur mémoire en état d'hyperesthésie leur représente comme en un tableau fidèle les moindres souvenirs, les faits les plus reculés de leur existence. Les idées difficiles, ingrates, abstraites, complexes, sont conçues par eux avec une facilité qui tient du prodige. La piqûre, dans les premiers temps du moins, active et féconde l'intelligence d'une façon transitoire et variable, mais telle qu'on peut dire d'elle qu'elle est la source d'une fermentation véritable et extraordinaire de la pensée?

Cette surexcitation pathologique peut donner lieu à des combinaisons nouvelles, à des chocs d'idées imprévues : elle provoque des ressources d'esprit qui tiennent du merveilleux, faisant d'un médiocre un génie momentané comme si la baguette bienfaisante d'une fée avait présidé à cette transformation magique.

Mais tandis que cette fécondité intellectuelle est durable et persistante chez le paralytique général, le morphinomane la voit s'éteindre en quelques minutes. Il la recherche en vain : il fatigue son cerveau en appels désespérés : l'action fugitive du poison s'est dissipée, et malheur à lui s'il n'a profité des rayons d'éphémère clarté dont elle a illuminé son esprit. Alors pris de prurit pour retrouver cette activité si captivante de la pensée, il songe à la prochaine piqûre, l'appelle et la désire.

L'artiste à qui elle donne des visions radieuses, le poète qui y puise ses inspirations, le journaliste, le mot de sa chronique, la femme du monde, l'esprit et la grâce pleine d'entrain dont elle est fière, tous ces *artificiels* que nous coudoyons dans le monde, à la ville, au théâtre, et dont nous admirons peut-être l'esprit, sont incessamment tentés de rapprocher les heures des piqûres. Leur imagination n'entre guère en travail que sous la rosée toxique qui fertilise le champ de leurs idées. Son attente en arrive à prendre la forme d'une anxiété douloureuse, et voilà par quel mécanisme la répétition des piqûres s'impose à ces cerveaux devenus stériles s'ils ne sont soumis à cette sorte de culture factice et intensive.

II. — *L'heure de la piqûre.*

C'est qu'en effet lorsqu'arrive l'heure de l'injection une grande agitation intérieure s'empare du morphinomane : malgré lui, il ne peut tenir en place, en dépit de la faiblesse extrême qui l'envahit. Des sensations insupportables parcourent ses membres. Il ressent par tout le corps des fourmillements, ses muscles sont animés de tremblements fibrillaires ; il lui semble que des milliers de vers sont acharnés après son corps. Une faiblesse, une dépression pénible, l'accablent. Il n'a plus de force, et développe pour soulever ses membres une somme d'énergie volontaire qui lui semble incalculable.

Pris d'anxiété, de resserrement douloureux du thorax, il n'arrive pas à finir une inspiration : il respire par petits coups, et va jusqu'à oublier de respirer. Son pouls est faible, petit : son cœur bondit dans sa poitrine, ses oreilles bourdonnent, et sa tête lui semble lamentablement vide.

La pensée est devenue douloureuse et toute action spontanée est au-dessus de son courage. Son intelligence est devenue rétive, toute fixation des idées lui est impossible.

Et dans le chaos de ses pensées confuses une préoccupation persiste, dominante, impérieuse : se faire une injection.

Essayez à ce moment vous qui avez le plus d'empire sur lui, vous-même dont l'ascendant affectueux est considérable sur ses déterminations habituelles, essayez de le persuader qu'il doit attendre, se montrer courageux, résister aux sollicitations de ses désirs, il vous écoutera distraitement d'abord, et pour peu que vous retardiez le moment de la piqûre, vous verrez se développer une violente colère. Le frein manque à sa volonté, sa personnalité s'est transformée et c'est *l'autre* qui apparaît avec la férocité du naufragé affolé par l'âpre tourment de la faim.

Il est hors de lui-même ; il ne se possède plus : il cassera, il brisera ce qui lui tombe sous la main, et on assiste quelquefois à de telles scènes de violence qu'on ne peut s'empêcher de les comparer aux crises impulsives des aliénés.

Aussitôt l'injection faite, la scène change, la personnalité réelle reparaît : une révolution subite s'est produite ; cet état de *faiblesse irritable* développé de toutes pièces par l'organisme assoiffé de son poison habituel a fait place au calme et à la raison, en même temps que revenait l'apaisement physique.

C'est au milieu de ces alternatives d'excitation et de faiblesse physique et morale que s'écoule la première phase de l'habitude de la morphine. Sa durée est parfaitement indéterminable ; il n'est pas deux morphinomanes qui présentent un caractère identique. Chacun réagit à sa façon. Il en est qui voient se prolonger, de longues années durant, ce stade du début. Il arrive bien un moment où les bienfaisants attributs de la piqûre perdent de leur intensité. La dose est alors augmentée : après quelques mois, décidément, aucune exaltation cérébrale n'est plus produite. La morphine est devenue un aliment satisfaisant un besoin, rien de plus.

III. — *Le second stade.*

D'ailleurs avec le second stade, chez tous les morphinomanes, indistinctement, commence l'affaiblissement moral. L'intelligence devient lente, ils ont de l'inertie cérébrale et leur conceptivité présente des lacunes. Leur jugement est souvent en défaut, leur mémoire offre des défaillances.

S'agit-il, par exemple, d'un médecin ? Il arrive à oublier les doses des médicaments qu'il prescrit et rédige une ordonnance qui devient pour son malade une condamnation à mort. Un comptable fait mille erreurs de calcul, etc...

Les faits récents, les dernières acquisitions de la mémoire semblent n'avoir laissé qu'une trace superficielle dans leur esprit. Il semble que leur imprégnation dans les couches du sensorium soit moins profonde et que leur enregistrement soit incomplet.

Ces caractères qui confinent à la démence commençante forment un singulier rapprochement avec ceux qu'on observe dans la paralysie générale, et encore une fois rien n'est plus légitime que de comparer ces deux états morbides l'un à l'autre, encore que l'un soit transitoire et provoqué et l'autre permanent et fatal.

D'abord sombres et taciturnes, préoccupés et défiants, on remarque chez eux un changement d'humeur et de caractère fort appréciables.

Puis le trouble intime va chaque jour en s'accusant ; le morphinomane poursuivi par des idées fixes, qui l'assiègent et l'irritent, se laisse aller à des accès de colère fréquents, à des emportements furieux.

Cependant, cet état plus alarmant reste compatible avec les occupations journalières, il peut conserver ses habitudes régulières et mener à bien un travail sérieux. Il gouverne ses affaires avec intelligence et rien n'accuse, en apparence, les troubles graves de sa raison. Plein de réserve, dissimulant avec habileté, mentant effrontément, il est préoccupé par des craintes imaginaires ; le calme simulé de sa personne cache des orages intérieurs d'une violence extrême, et sa lucidité qu'on dirait encore clairvoyante, dissimule une inconscience morale et un délabrement intellectuel profond.

La rapidité de ses conceptions, la vivacité de sa répartie, sont également altérées : son jugement est obscur parce que sa volonté est diminuée. La confusion de mots se montre quelquefois, puis la mémoire, la dernière survivante, se perd partiellement... Les altérations moléculaires des cellules de l'écorce ne permettent plus l'enregistrement des impressions qui leur arrivent, et l'embarras du discours en est un des premiers symptômes.

Ses goûts, ses instincts même se sont modifiés ; jadis actif, laborieux, soigneux de sa personne, il est devenu insouciant, paresseux, négligé et sale quelquefois. Cette dégradation morale est assurément un des plus terribles supplices infligés aux morphinomanes par leur passion.

Leur apathie ne peut être secouée par aucune sollicitation intérieure ou provoquée, directe ou indirecte : la diminution, la régression de la vie leur imposent la station horizontale favorable surtout à l'irrigation des centres médullaires, et qui les soustrait même à la dépense inconsciente d'énergie nerveuse imposée à leur organisme par la tonicité musculaire mise en jeu dans toute autre position.

Les morphinomanes sont tous à un certain âge de leur passion, au moins, des clinomanes.

IV. — *Modifications du caractère.*

Au bout d'un temps variable, le tributaire de la morphine est devenu un *anesthésique*. Aucun bonheur ne peut plus être ressenti par lui. Il n'est apte à éprouver aucun autre plaisir que celui que lui apporte — et bien faiblement, avec une grande parcimonie — sa piqûre.

Indifférents à tout ce qui ne tend pas à la satisfaction de leur habitude, privés d'initiative, sans aucune spontanéité les morphinomanes deviennent pusillanimes, faciles à conduire sous l'influence des suggestions venues du dehors.

Bourreaux dans leur intérieur, prenant en haine les personnes qui leur sont le plus attachées ils deviennent doux et humbles dans leurs rapports quotidiens avec le reste de l'humanité dont ils éprouvent comme une sorte de peur vague.

Souffrant de la tyrannique habitude qui les avilit et les dégrade, furieux de se sentir livrès à elle, et sentant leur impuissance à s'y soustraire ils tombent souvent dans un chagrin profond, ou bien ils deviennent querelleurs, se laissent aller à des emportements que rien n'explique et en arrivent à commettre des actes de violence et de brutalité, frappant les gens sans motifs, agissant comme de véritables insensés.

Ils manifestent une susceptibilité exagérée qui eût été taxée par eux-mêmes d'insensée avant leur habitude : elle s'exerce à l'occasion de faits insignifiants. La plus grande inégalité règne dans leurs sentiments : ils restent froids en présence d'une circonstance grave et importante de la vie, en face de la mort d'une personne aimée et s'émotionnent jusqu'aux larmes, à l'occasion d'un fait insignifiant et banal. Ils sont pris le même jour d'une aversion irraisonnée et d'une sympathie démesurée pour une même personne, se montrant, à quelques heures de distance, exigeants, impérieux, despotes, puis humbles, doux et soumis, agissant ainsi au gré d'une sorte d'automatisme des régions sensibles de leur encéphale, dont l'impulsion comme le frein semblent étroitement subordonnés au degré de saturation momentanée des éléments nerveux par l'élément toxique.

Faibles et facile à diriger, au fond, il convient de ne pas les brusquer quoi qu'on veuille obtenir d'eux : ne jamais les heurter de front, mais arriver à fléchir leur volonté maladive, à vaincre leur obstination d'ivrogne par les moyens de douce persuasion en opposant à leurs caprices d'enfant la force d'inertie, telle est la ligne de conduite qu'il convient d'adopter vis-à-vis de sujets raisonnant sans doute, mais pas toujours maîtres de leurs déterminations.

V. — *La mensongeomanie.*

C'est également dans cette période que se révèle dans tout son épanouissement, cette tendance si caractéristique des habitués de la morphine, au *mensonge* et à la supercherie.

Rusés à l'excès, ils emploient les artifices les plus invraisemblables pour tromper l'opinion de ceux qui les entourent sur leurs paroles ou leurs actes. Leurs incessantes tromperies, n'ont pas seulement pour but de déguiser leur habitude, de l'atténuer par une confession partielle des doses qu'ils s'injectent ou du nombre de piqûres qu'ils se font, elles portent sur les actes les plus insignifiants de la vie.

Faut-il voir là une suite non-interrompue d'interprétations fausses, d'erreurs de jugement ? Leur *équation* personnelle n'est-elle point en rapport avec la réalité des faits, ou bien s'agit-il d'une impulsion à tricher, à falsifier la vérité comme celle qu'on rencontre chez les hystériques ? Cet état ordinaire de duplicité est, dans tous les cas, fort important à connaître et établit un caractère de plus dans les rapports si étroits qui unissent la grande névrose avec l'habitude du poison morphinique et qui leur donne à chacune une physionomie morale si rapprochée.

A ce propos, il n'est pas indifférent de savoir qu'il est des morphinomanes qui conservent une certaine retenue, et dissimulent avec plus ou moins de succès leur habitude passionnelle. Ce sont les mystérieux.

Les autres se vantent. volontiers : ils affichent leur passion, prennent un certain plaisir à exagérer les doses, à dépeindre avec emphase la sensation de bonheur qu'ils doivent à la morphine, et énumèrent avec complaisance leurs débauches solitaires. Ce sont les cyniques.

Ceux-là ne dissimulent rien ; ils rendent le premier venu, surtout s'ils soupçonnent chez lui quelque tendance à l'imiter, ils rendent le premier venu témoin de leurs piqûres.

C'est chez ces derniers que se rencontre particulièrement la fureur de faire des prosélytes : ils usent de leur prépondérance, mettent en avant des menaces ou se servent de procédés d'intimidation vis-à-vis de leurs inférieurs, tandis que pour faire accepter leur habitude par leurs égaux ils mettent au service de la mauvaise cause les plus subtils arguments, insinuant que la morphine est le remède à tous les maux et qu'aucune douleur morale surtout, — qui n'a pas à se plaindre de son sort ? — ne saurait résister à la bienfaisante piqûre. Ceux-là sont les dangereux, les coupables : ils sont justiciables à mon avis, ainsi que nous l'examinerons plus loin, de toute la rigueur des lois.

C'est aussi au cours de cette période intermédiaire que commence l'abandon et la *négligence dans la tenue ;*

impeccable jadis dans sa mise recherchée, l'esclave de la morphine ne craint déjà plus de se montrer au public avec des vêtements souillés, non ajustés, défraîchis, dont il eut rougi quelques mois plus tôt. Ses cheveux et sa barbe sont incultes : ses ongles jadis soigneusement tenus sont négligés et malpropres. Les soins élémentaires de la toilette lui pèsent et son aspect général est sale.

Cette négligence est toute une révélation pour l'observateur : elle indique que le malheureux morphinomane se sépare déjà partiellement de la société. Il ne comprend plus que nous avons tous des devoirs étroits à remplir vis-à-vis de nos semblables : que la première marque du respect que nous leur devons c'est au moins l'extrême propreté.

Elle dénote en outre, un état d'apathie commençante qui ira en s'accroissant.

VI. — *Le troisième stade.*

Plus tard, au troisième stade de cette lamentable odyssée que parcourt chaque morphinomane, nous le verrons se renfermant dans un égoïsme insensé, autophilie étroite, absolue, tellement impérieuse que le reste de l'Univers lui est totalement indifférent, que les saintes affections de la famille ne comptent plus dans son existence et que les évènements les plus tristes, comme les plus gais récits, le laissent froid et inerte. Etat de torpeur, asthénie de la cellule cérébrale qui a été tant de fois sollicitée, qui a tant de fois réagi à l'appel toxique qu'elle en est épuisée, tarie dans ses sources vives et ne peut plus dégager que quelques faibles émanations intellectuelles de sensitives.

Et ces derniers vestiges de sa vitalité appauvrie, le morphinomane les fait converger vers un seul but, une seule idée fixe, l'accaparant, à l'état *d'obsession* constante : ne pas manquer de morphine.

Alors on reste confondu devant les expédients auxquel il se livre, les ressources qu'il se découvre en lui-même, et qui surgissent, comme une gerbe soudaine et isolée, d'un volcan éteint pour arriver à se procurer l'indispensable soutien. C'est à ce moment que deviennent possibles les crimes et délits constatés chez plusieurs morphinomanes et dont la description trouvera sa place au chapitre suivant.

Frappés de faiblesse générale, parcimonieux à juste titre, des quelques miettes d'énergie qui leur restent, ils ne se livrent à aucun travail physique ou intellectuel et leur torpeur devient alors générale. L'anesthésie-morale, sensitive, intellectuelle, est complète : c'est presque du marasme coupé par intervalles de courtes éclaircies, suivant de près chaque injection. Ils recherchent la solitude, parce que l'effort intellectuel nécessité par l'entretien de la conversation, même la plus banale, leur est à charge.

Il en est enfin qui dès la seconde période gardent habituellement la position horizontale, soit qu'ils se contentent de la chaise-longue, soit qu'ils prennent le lit. Tous les morphinomanes ont une tendance marquée à la position allongée. Les femmes, surtout, l'adoptent de bonne heure : les rêvasseries agréables qui suivent la piqûre, dans les débuts du moins, sont favorisées par l'état de résolution musculaire et d'abandon que permet le décubitus.

Frappé de cette tendance commune à tous les habitués de la morphine, M. le professeur Ball n'a pas négligé de s'y attacher. Il l'a décrite sous le nom de manie lectuaire. Elle est commune à une foule d'affections nerveuses et il n'est point besoin de signaler qu'un grand nombre de femmes hystériques passent les trois quarts de leur existence dans la position chère aux morphinomanes.

Il n'est pas surprenant de ne rencontrer dans l'existence des morphinomanes d'autres troubles psychiques que ceux que je viens d'énumérer. Aux rêvasseries du début succède cette période d'inquiétude avec recherche constante, et trop souvent infructueuse, de l'euphorie. Quelques désordres dans la sphère morale, des variations brusques et complètes dans le caractère, puis la paralysie de la volonté, l'anesthésie générale, en attendant que la démence cachectique survienne ou que quelque maladie intercurrente emporte le malheureux esclave du poison.

Mais s'il cherche à se guérir, ou si placé dans des circonstances particulières qui le privent de son soutien habituel il se trouve soumis aux tourments de l'abstinence, des phénomènes morbides du côté de l'intelligence pourront survenir et présenter une gravité d'autant plus considérable que la diminution de la morphine aura été plus brusque, suivant aussi le degré de prédisposition héréditaire du sujet aux accidents cérébraux.

Enfin, ces troubles intellectuels apparaîtront peut-être sans qu'aucune raison vienne les provoquer, par le fait seul de l'imprégnation morphinique. Ils emprunteront au caractère du sujet, à son tempérament, à ses habitudes antérieures, le cachet spécial, la physionomie propre, qui permettra de les classer dans le cadre nosologique de la pathologie mentale.

On ne saurait, vraiment, sans violenter la classification des affections psychiques, y faire rentrer les rêves, l'extase béate, ou les douces divagations érotiques qui accompagnent les premières piqûres chez certains adeptes de la morphine; pas plus que l'excitation cérébrale survenant dans les mêmes conditions. Il y aurait autant de raisons pour y admettre l'ivresse passagère due à un excès *d'alcool*.

VII. — *Illusions et hallucinations.*

Toutefois chez les prédisposés, toujours : « ne devient pas morphinomane qui veut », cet état de rêve peut se compliquer d'illusions de la vue et de l'ouïe, d'hallucinations même, et à partir de ce moment la folie est bien près d'apparaître.

Thomas de Quincey, qui, comme on le sait, était opiophage, nous a laissé (1) un récit très détaillé de ce qu'il éprouvait dans ses rêves toxiques : « Dans les premiers temps, je vivais un siècle dans une nuit : j'avais des sensations qui me représentaient un millénaire. Je ne voyais que merveilles d'architecture, superbes villas et palais splendides. Plus tard, ce furent des lacs, des océans sans vagues, d'immenses nappes argentées. Ensuite j'arrivai à ce que j'appelle la tyrannie du visage humain. Des figures connues, des millions de têtes flottant sur les eaux me regardaient en face. Ces visa-

1. Thomas de Quincey, *Confessions.*

ges se levaient implorant, furieux, désespérés, par milliers, par myriades, par générations, par siècles. Puis ce fut le tour des animaux hideux : serpents, chimères, crocodiles. »

Au delà du rêve, à un degré plus prononcé de la morphinomanie, la surexcitation sensorielle apparaît sous forme d'illusions de la vue, de l'ouïe, de la sensibilité générale, quelquefois même de l'odorat et du goût.

L'interprétation des paroles les plus insignifiantes, des gestes les plus indifférents, est faussée par le sujet au point de lui faire prendre en aversion ses meilleurs amis. Un tributaire de la morphine observé par moi prenait pour des animaux les vignettes des rideaux de son lit : d'autres voient des figures grimaçantes dans les images, dans les flammes du foyer.

C'est à ce moment que surviennent habituellement ces hallucinations si curieuses qui ne se montrent que dans la période intermédiaire à la veille et au sommeil et qu'on désigne sous le nom d'hypnagogiques. Elles sont plus ou moins développées, mais le malade en a pleine conscience. Elles se rapportent à des sujets auxquels le morphinomane se complaît volontiers : et elles sont singulièrement facilitées par une disposition particulière de son cerveau à objectiver ses idées, à les transformer aisément en une image aux contours plus ou moins nettement accentués, mais dont l'extérioration lui devient facile.

Enfin, et surtout s'il y a coexistence de cocaïnisme, le processus hallucinatoire suit, librement, son cours. Il ne diffère pas essentiellement, qu'il s'agisse de l'intoxication par l'alcool ou par la morphine.

Le sens de la vue est le premier atteint : le morphinomane voit les objets grandissant et prenant des proportions démesurées; il a de la zoopsie sous des formes les plus diverses. J'ai donné mes soins à une jeune femme tributaire du tyrannique poison, qui voyait sur son lit, sur ses vêtements, pénétrant dans l'intérieur de ses manches, d'énormes coléoptères visqueux et noirs, analogues à des cancrelats. Un jeune homme morphinomane apercevait nuit et jour, sur son lit, des animaux de la grosseur d'un rat mais pourvus d'ailes et *grouillant*. Les cauchemars effrayants le conduisaient invariablement dans des lieux pleins de crocodiles et de serpents au milieu desquels il tombait éperdu; il se réveillait à ce moment le corps inondé de sueurs avec des palpitations tellement angoissantes que la sensation très nette de mort imminente ne manquait jamais. Comme tous les morphinomanes invétérés ces deux malades dormaient quelques heures seulement par nuit, et encore ces quelques rares moments de repos étaient, sans cesse, traversés par ces horribles anxiétés du cauchemar terrifiant.

Les hallucinations de l'ouïe sont plus rares : elles existent cependant sans aucun doute. Je les rapporte ici, sur la foi d'auteurs dignes de toute notre confiance, mais je n'en ai jamais observé.

Cet état hallucinatoire ne survient que dans la période de puissance morphinique : il est le résultat de la surexcitation cérébrale, et l'expression de l'hyperhémie localisée de certains territoires de l'encéphale. Il peut conduire l'intoxiqué jusqu'à la manie véritable, et se traduit toujours par un état général d'agitation permanente ou transitoire.

Celui qui accompagne la période d'abstinence revêt tout autre aspect : il présente un caractère de tristesse et de dépression qui aboutit presque fatalement à des tendances au suicide, et à la mélancolie quand celle-ci ne dégénère pas en véritable stupeur. L'esprit du malade hanté par des idées de persécution, ou assiégé par de perpétuelles inquiétudes, est envahi par un tourment sans cesse renouvelé.

Alors devant les dangers qu'offre pour lui-même et pour les autres, le morphinomane arrivé à cette déviation psychique, son internement s'impose. Privé de son stimulant habituel ou conduit à l'aide de soins éclairés jusqu'à la cessation complète des piqûres, il y trouvera la guérison de son habitude, et en même temps *celle des désordres* intellectuels qu'elle avait entraînés.

VII. — *Le morphinomane est-il un aliéné ?*

Dès à présent et bien que manquant de la connaissance des altérations du sens moral chez les habitués de la morphine dont l'étude est réservée pour le chapitre suivant, nous possédons suffisamment d'éléments pour nous permettre de répondre à cette question brutalement posée : Le morphinomane est-il un aliéné ?

La définition rigoureuse de l'état de folie est encore à trouver, et la délimitation précise entre cet état morbide et la raison, reste à établir.

Les morphinomanes ont souvent une conscience partielle de leur état : ils luttent avec énergie contre leur tendance et leur impulsion. Ils s'en affligent, s'en alarment, sans réussir à en triompher. Ils se comparent en leur for intérieur à ce qu'ils étaient avant de contracter leur funeste habitude, et avant de sombrer tout-à-fait dans la folie, s'ils arrivent jusque-là, ils sont passés, dans la période de transition, par toutes les tortures du touriste saisi par une avalanche et se sentant impuissant à résister à l'irrésistible impulsion qui l'entraîne vers le précipice.

Personne ne doute que dans certains cas la folie véritable, caractérisée par la perte de conscience de la réalité, la séparation du morphinomane d'avec le monde extérieur et l'absence de toute direction de lui-même, n'ait été complète.

L'intoxication habituelle l'a produite et, une fois confirmée, elle ne relève plus que du médecin aliéniste.

Ce sont les cas frontières qu'il convient d'examiner pour répondre à la question posée plus haut, car ce sont ceux-là qui l'ont soulevée. Leur diagnostic est hérissé de difficultés et le médecin a besoin, pour mettre un terme à ses perplexités, pour découvrir des éléments de jugement nombreux et concluants de faire appel à toutes les lumières dont dispose la science.

Voilà soixante-dix ans, comme le dit avec tant d'à-propos et de justesse d'observation le Dr Falret, que les médecins aliénistes les plus illustres, les penseurs les plus éminents, ont creusé persévéramment dans la voie psychologique, pour arriver à définir la folie en général, et pour poser des limites scientifiques entre l'erreur de l'homme raisonnable et l'idée délirante de l'aliéné.

Ils n'ont trouvé que des limites flottantes entre la raison et la folie considérées d'une manière générale, comme deux entités distinctes, comme deux êtres abstraits et théoriques, diamétralement opposés l'un à l'autre, et devant se différencier par des caractères absolus.

Abandonnant le point de vue étroit et exclusif des symptômes présentés par le sujet malade, nous l'étudierons au point de vue pathologique. Nous l'envisagerons dans son ensemble, dans sa constitution physique et morale tout entière, dans son passé, son présent et son avenir, faisant ainsi de l'observation médicale comme s'il s'agissait de toute autre affection.

L'histoire de la vie des morphinomanes, la comparaison de lui-même avec lui-même aux diverses étapes de son existence, l'état physique même dans lequel nous le trouverons nous serviront de base pour fixer notre diagnostic.

Elles nous apprendront qu'on peut classer les adeptes du poison morphinique en trois catégories : les véritables aliénés, dont le nombre est en somme des plus restreints, les individus indemnes de toute affection psychique, — ils sont rares, — et enfin les demi-fous qui forment le gros de l'effectif.

Ceux-là se révèlent surtout sous la forme du délire des actes : l'étude médico-légale qui suit leur est tout entière consacrée.

CHAPITRE V

LA MORPHINOMANIE AU POINT DE VUE MÉDICO-LÉGAL.

J'aborde ici un des côtés les plus importants de l'habitude morphinique ; pour mettre un peu d'ordre et de clarté dans son exposition je me propose de l'examiner sous trois aspects différents :

1° Responsabilité] des tiers : médecin, pharmacien, famille, étrangers.

2° Crimes et délits commis par les morphinomanes.

3° Capacité civile des morphinomanes.

I. — *Responsabilité des tiers.*

Si l'on veut bien se rappeler que la plupart des futurs morphinomanes sont des êtres bizarres, mobiles, incapables de se fixer une ligne de conduite ou de s'y tenir ; que leur résistance aux sollicitations étrangères, aux suggestions du dehors, est pour ainsi dire atrophiée, on comprendra aisément avec quelle facilité ils peuvent devenir la proie des conseilleurs malfaisants, des adorateurs du toxique dynamophore, en quête de néophytes.

Impuissants à opposer un frein aux écarts de leur imagination exaltée, ils en arrivent à transgresser les lois du bon sens, de ce qu'on est convenu d'appeler le sens commun. Qu'ils aient perdu ou non toute conscience raisonnée de la valeur de leurs actes ou de leurs paroles, qu'ils assistent impuissants et inertes aux défaillances de leur volonté, ou que leur anesthésie morale soit complète, ils représentent le tableau le plus saisissant de l'esclavage absolu où le *moi* engourdi est étroitement subordonné au caprice d'un élément adventice.

C'est ainsi que les suggestions trouveront dans le cerveau des morphimonanes un terrain tout préparé pour les recevoir et les faire fructifier. Incapables au début d'offrir une résistance suffisante aux sollicitations extérieures, ils se laisseront facilement convaincre de l'utilité ou du plaisir qu'il y aurait pour eux de se faire pratiquer une injection de morphine dans le cas de souffrance morale ou de douleur physique.

D'autre part, ignorants des dangers que présente la pénétration sous la peau du poison de l'opium, ils sont moins disposés à repousser le secours immédiat qui leur est offert, et aucun argument ne vient à leur esprit pour écarter de leurs tissus l'aiguille libératrice.

La responsabilité de ceux qui pratiquent les premières piqûres reste donc entière, et il convient de l'examiner sous tous ses aspects, afin d'en tirer les déductions qu'elle appelle.

Responsabilité du médecin. — Dans plus de la moitié des cas de morphinomanie que j'ai observés c'est le médecin qui avait pratiqué cette première piqûre. Appelé auprès du malade en état de vives souffrances, ou bien il avait sur-le-champ, de sa propre initiative, poussé la première injection, ou bien se rappelant qu'il a reçu la mission de soulager, il ne put résister aux prières de son malade tourmenté par l'agitation et la douleur, et ramena chez lui le calme et le bien-être, en lui instillant sous la peau la bienfaisante solution.

Le médecin ne relève que de sa propre conscience. J'en connais un certain nombre qui mieux éclairés que ne l'étaient nos devanciers, refusent de combattre la douleur par ce procédé dont les conséquences sont si souvent fatales. Depuis que l'étude de la morphinomanie nous a appris à quelles chères conditions le soulagement est obtenu, depuis qu'elle nous a édifiés sur la nature de l'espèce de pacte synallagmatique que doit conclure avec l'avenir, celui qui réclame par ce moyen la cessation de ses souffrances, peu de médecins se hasardent à le mettre en pratique, hors le cas d'absolue nécessité.

Ce n'est guère qu'en face de douleurs paroxystiques aiguës, passagères, telles que les coliques néphrétiques, accès d'*angor pectoris*, d'asthme, ou quand il s'agit de soulager les intolérables souffrances provoquées par certaines affections chroniques incurables, que son emploi ne reconnaît aucune contradiction et est unanimement accepté.

Je sais à quelles dangereuses conséquences pourrait conduire le fait de soustraire le médecin à la responsabilité de ses actes.

Certes, celui qui a charge de vies humaines ne doit rien ignorer de son art.

Il nous faut cependant un mandat illimité, auprès de nos malades : la maladresse et l'ignorance seules quand elles sont notoires et incontestables peuvent donner lieu à des poursuites judiciaires. La ligne de démarcation est étroite, entre l'erreur tolérable et l'erreur délictueuse.

Il est donc hors de doute qu'aucun recours ne pourrait être exercé contre le médecin qui pratique une piqûre de morphine. Il ne relève que de sa conscience. Lui seul est maître absolu de la situation et nul ne saurait lui formuler ses prescriptions.

Mais aussi, plus le mandat est illimité, plus le degré de responsabilité s'accroît, et plus s'étendent ses conséquences.

Le médecin deviendrait coupable si, par imprudence, négligence ou faiblesse, après qu'il a obtenu à l'aide d'injections de morphine le soulagement de son malade il lui fournissait les moyens de continuer à s'intoxiquer. En d'autres termes, à mon avis, le médecin appelé à combattre une douleur aiguë, passagère, devient responsable, même judiciairement d'empoisonnement, et peut-être d'homicide par imprudence, s'il abandonne entre les mains de son malade les instruments nécessaires à la piqûre, ou si en laissant à sa disposition une ordonnance renouvelable, prescrivant de la morphine, il favorise le retour aux injections. Pour me résumer, toute, piqûre de morphine doit être pratiquée, dans quelque cas que ce soit, par le médecin lui-même.

Il existe à cet égard une tolérance des plus fâcheuses, dans les hôpitaux où le soin est laissé aux surveillants, et même aux subalternes, de pratiquer les piqûres de morphine. Il résulte de cet abandon de l'autorité médicale un double préjudice pour les malades.

Le personnel hospitalier est en effet impuissant à résister aux sollicitations du malade qui demande à être soulagé, et trop souvent il administre la morphine à doses répétées, alors que le médecin l'a prescrite pour une fois seulement.

C'est ainsi qu'il contribue à provoquer rapidement l'habitude du toxique chez les prédisposés.

D'autre part, la solution de morphine abandonnée entre ses mains devient une tentation perpétuelle pour les morphinomanes confirmés, qui trouvent facilement leur aliment, alors que s'il leur faisait défaut la guérison de la plus funeste de toutes les habitudes serait rendu possible.

Enfin pour en finir avec ce chapitre de la responsabilité médicale en matière de morphinomanie il est permis de se demander jusqu'à quel point se trouve légitimé l'emploi excessif de cette médication dans le traitement de l'aliénation mentale. J'ai signalé la débauche de morphine à laquelle ne craignent pas de se livrer certains aliénistes vis-à-vis d'affections vésaniques dont le pronostic n'est jamais assuré.

J'ai signalé également cette aptitude remarquable des aliénés à supporter, à *tolérer* des doses massives du poison, aptitude qui a déterminé les médecins partisans de cette médication, à outrancer les doses.

Outre que cette pratique est inutile dans les 5/6 des cas, elle menace de s'étendre au traitement des névropathes, et alors, il est permis de se demander si le malade devenu morphinomane n'est point en droit de demander à son médecin un compte sévère de ses tentatives hardies.

La plus grande prudence dans l'administration de la morphine, doit servir de base à notre conduite thérapeutique : voilà ce qui ressort très clairement de l'observation quotidienne, et ce que ne cessent de répéter les médecins que préoccupent le fameux adage : *primo non nocere*.

Responsabilité du pharmacien. — Que dire du pharmacien assez oublieux de sa dignité et de ses devoirs pour délivrer le poison pernicieux sans ordonnance médicale ou sur le simple vu d'une ordonnance ancienne dont la valeur est depuis de longs mois, peut-être même de longues années — comme j'en ai vu plusieurs cas — annulée par sa date même.

Je sais bien que plusieurs jugements récents ont calmé la fureur d'empiètement des marchands de drogues dans le domaine médical.

Les tribunaux ont jugé à bon escient que le fait, pour le pharmacien, de délivrer de la morphine sans ordonnance, constitue un crime d'empoisonnement, avec cette complication qu'il ne trouve aucune excuse dans l'ignorance ou la maladresse, le pharmacien connaissant fort exactement les propriétés du toxique qu'il débite. Avec cette autre complication, encore, qu'il est commis dans l'exercice de la profession, constituant ainsi une véritable prévarication, dont la source n'est autre qu'une basse cupidité.

En Allemagne, paraît-il, les lois sur l'exercice de la pharmacie sont absolument méconnues. Dans ce pays où les abus morphiniques sont si fréquents, la solution de l'alcaloïde se vend, toute prête, chez l'épicier du coin.

Chez nous, fort heureusement, une législation plus sévère offre aux pharmaciens une garantie efficace, en même temps qu'elle se montre impitoyable à ceux qui font faillite à leurs devoirs.

Le 3 mai 1883, la dixième Chambre rendait un arrêt par lequel un pharmacien qu'il est inutile de nommer s'entendit condamner à huit jours de prison et 2000 francs de dommages-intérêts (maximum de la peine) pour avoir fourni 693 grammes de chlorhydrate de morphine à Mme J*** dans l'espace de 18 mois et sur la présentation de deux ordonnances d'un médecin.

Le jugement mettait à la charge du pharmacien pré-

GUIMBAIL, Morphin. 14

varicateur tous les frais d'entretien nécessités par le traitement de Mme J*** dans une maison de santé.

Il y a un peu plus d'un an, M. A. D***, pharmacien de deuxième classe dans une petite ville du nord de la France, avait comme clientes deux morphinomanes, la belle-mère et la femme d'un médecin établi dans cette même ville du nord. Il leur livra une quantité considérable de morphine. Ces deux malheureuses en avaient consommé, en peu de temps, pour 600 francs environ. Les livraisons clandestines furent révélées au médecin qui fit défense à A. D*** de les continuer.

Le pharmacien ne tint aucun compte de la défense et l'une de ses clientes mourut.

Le médecin déposa une plainte : le sieur D... fut condamné à une peine sévère, qui le mit dans la nécessité de quitter sa résidence.

Il demanda à passer de nouveaux examens devant le jury de l'Ecole de médecine et de pharmacie d'Amiens. Les examens furent brillants, mais le jury, tout en conférant le grade, informa des antécédents de l'examiné, M. Fallières, alors ministre de l'instruction publique, qui refusa de délivrer le diplôme.

L'affaire fut portée devant le conseil d'Etat qui a débouté le plaignant. *Celui-ci ne peut donc plus exercer la profession de pharmacien* sur le territoire français.

Cette condamnation définitive de la conduite de M. A. D... par laquelle le Conseil d'Etat le considère comme indigne d'exercer la profession de pharmacien, toute sévère qu'elle paraisse, est absolument justifiée. Placer l'amour du lucre au-dessus de la santé de ses clients constitue, pour celui qui en a charge, un abominable crime contre lequel s'exercent à bon droit les rigueurs du Code.

Toutefois il est profondément dérisoire que le pharmacien s'entende condamner à une peine plus ou moins sévère pour avoir livré à son client quelques grammes de morphine, alors que le droguiste peut vendre à ce même client, sans être inquiété, jusqu'à plusieurs kilogrammes du même toxique.

Le fait est là patent, brutal : J'ai connu une dame morphinomane fort riche qui se trouva un moment, par crainte de manquer de morphine — cette peur si angoissante du morphinomane le pousse à commettre toutes les excentricités, jusqu'au crime même — posséder, chez elle, plus d'un kiloggramme de morphine achetée chez un droguiste.

Il est grand temps qu'une réglementation impitoyable mette un frein à ce commerce illicite, dangereux. Il est grand temps que le droguiste soit astreint à ne délivrer ses produits que sur une attestation signée de l'autorité, avec mention sur un régistre spécial, où le but pour lequel le produit a été demandé sera expressivement certifié, faute de quoi le droguiste serait passible de peines.

Responsabilité de l'entourage. — Enfin la famille, les amis, l'entourage du morphinomane, tous ceux qui pèsent sur ses déterminations, dont les funestes conseils ont provoqué l'habitude toxique, encourent aussi une responsabilité, dont la loi devrait leur demander compte.

Les morphinomanes qui piquent leurs semblables n'ont point généralement d'autre but que de se créer des compagnons de débauche, au même titre que l'alcoolique, l'opiophage, le haschischin. Peut-être, même, plus simplement encore, se proposent-ils uniquement de faire participer à leur bien-être, quand ils ignorent à quel prix il sera plus tard acheté, ceux qui les entourent.

Toutefois il peut se présenter à l'origine de ces perfides instigations une pensée coupable. Alors, il faut avoir le courage de les envisager comme de véritables attentats, et le temps est venu pour la médecine légale d'ouvrir en leur honneur un chapitre nouveau, lequel ne manquera pas d'intérêt pratique.

Guidé par une idée homicide, un individu, qu'il soit morphinomane ou non, peut pratiquer à autrui une première piqûre de morphine, sous quelque prétexte que ce soit, et sans que le médecin l'y ait autorisé.

C'est là un crime auquel la qualification d'empoisonnement ne saurait être refusée.

L'article 301 du Code pénal est formel à cet égard :

Est qualifié empoisonnement tout attentat à la vie d'une personne par l'effet de substances qui peuvent donner la mort *plus ou moins promptement* de quelque manière que ces substances aient été employées ou administrées et quelles qu'en aient été les suites.

Certes, aucune substance n'est plus, que la morphine, dangereuse et perfide ? Elle altère les tissus, elle compromet la raison, elle détruit la santé physique et finalement conduit à une mort affreuse.

Quant au mode d'introduction du poison dans l'organisme, il ne saurait constituer qu'une aggravation de la faute. D'ailleurs, le crime d'empoisonnement se trouve-t-il moins solidement établi, que le toxique soit introduit par la bouche, par toute voie naturelle ou injecté sous la peau.

Les auteurs spéciaux rapportent certains cas où la mort fut provoquée par pénétration du poison dans la cavité vaginale. Le contact avec l'œil de quelques gouttes d'acide cyanhydrique peut la déterminer.

Le curare, le plus terrible des poisons nerveux, ne tue que lorsqu'il est administré sous la peau ou déposé sur une plaie.

Tous ces modes d'empoisonnement ne sont-ils pas également punissables : en est-il un qui paraisse plus excusable que l'autre ?

Non certes, et pratiquer à son semblable une injection sous-cutanée de morphine constitue un empoisonnement au même titre que si on mélangeait à ses aliments la ciguë, l'arsenic ou la strychnine. Que dis-je ? Le crime s'aggrave de ce fait que tandis que l'effet de ces derniers toxiques est ordinairement transitoire et passager, la morphine crée au sein des tissus une telle série de modifications, elle y produit un état si spécial de besoin, que si l'organisme vient à en être privé, une fois qu'il s'y est accoutumé, il est instantanément tenaillé par de si cruelles douleurs qu'il revient, bon gré mal gré, à son poison habituel.

Et l'incapacité de travail résultant de cette obsession psycho-somatique perpétuelle, qui accapare à son profit toutes les énergies disponibles de l'économie, n'est-elle point justiciable de l'article 317, § 4 ?

Celui qui aura occasionné à autrui une maladie ou incapacité de travail personnel en lui administrant volontairement, de quelque manière que ce soit, des substances qui, sans être de nature à donner la mort, sont nuisibles à la santé, sera puni...

La loi est donc suffisamment armée contre le crime de provocation à la morphinomanie et de tentative d'empoisonnement, et point n'est besoin de forger une pénalité nouvelle.

Savent-ils d'ailleurs, ceux qui n'hésitent pas à morphiniser leurs semblables, à quels dangers immédiats ils les exposent ? Certaines idyosyncrasies spéciales, des prédispositions qu'on ne saurait soupçonner, rendent chez certains individus, extrêmement dangereuses ou même mortelles, des doses infinitésimales du poison. Nous avons bien étudié ces susceptibilités individuelles au chapitre III.

Les empoisonnements graves par cinq milligrammes de l'alcaloïde ne sont pas rares dans les annales de la science.

Mais j'admets que la tolérance s'établisse : c'est la règle. Voilà créé chez la victime un état de maladie qu'on peut qualifier de chronique, j'allais presque dire incurable, tellement est faible la proportion des morphinomanes qui guérissent. Encore l'atteinte portée à la santé générale est-elle peu comparable aux désordres profonds que l'habitude morphinique est susceptible de provoquer du côté des fonctions intellectuelles, sensibles, morales, pour peu que préexiste une disposition cérébrale fâcheuse, toute prête à recevoir de l'agent toxique le choc, l'impulsion qui lui permettra d'évoluer.

Si l'on réfléchit que c'est précisément chez ces prédestinés que l'action bienfaisante, le réconfort morphinique se produit avec son summum d'effet, on comprendra quelle gravité présentent ces premiers pas sur le chemin de l'habitude, cette première injection, origine et source de tous les maux qui surviendront dans la suite.

La morphinomanie conjugale. — J'ai eu l'occasion d'étudier dans un précédent travail, cette grave question de la contamination morphinique, à propos d'un procès récent qui fut célèbre par d'autres côtés : l'affaire Wladimiroff (1).

La victime, Mme D***, était morphinomane ; or, elle l'était devenue à l'instigation criminelle de son mari, M. D***, morphinomane lui-même. Frappé d'impuissance par le fait de sa tyrannique passion, ce mari jaloux, incapable de remplir ses devoirs conjugaux, fut mordu à la vue de sa femme jeune et belle, par de cruels soupçons et tourmenté de chimériques inquiétudes. Astucieux et perfide, il chercha un moyen efficace pour protéger sa femme contre les défaillances possibles et l'entraînement des sens. Ce moyen, la morphine le lui fournit.

Vantant à sa femme les bonheurs artificiels, les paradisiaques voluptés procurés par la solution pharmaco-dynamique, il réussit à faire d'elle une morphinomane, éteignant ainsi chez elle tout éveil de sensualité et prévenant toute surprise de l'amour.

Cet acte monstrueux a son pendant dans un autre fait que j'ai appris sous le sceau du plus grand secret. Un mari vivant en mésintelligence avec sa femme, la poussa sournoisement et à l'aide d'artifices trop longs à décrire à contracter l'habitude de la morphine. Il réussit à faire d'elle une morphinomane et se servit de cette passion provoquée au cours du procès du divorce, comme d'un argument qui pesa peut-être violemment sur la conviction des magistrats.

Si je n'avais été étroitement lié par le secret professionnel, je n'aurais pas un instant hésité à dénoncer cette infamie à la sévérité des lois. Je la dénonce ici, sous le voile de l'anonyme.

1. *Annales de Psychiatrie et d'Hypnologie,* 1891, p. 38.

Eussé-je trouvé un tribunal accessible à mes arguments? Je ne sais, et pourtant quels sont les juges qui hésiteraient à appliquer la sévérité des peines à un mari administrant à sa femme, à petites doses, non mortelles mais toxiques, et souvent réïtérées, de la strychnine ou de l'aconitine ?

Enfin la contamination morphinique d'un époux par l'autre doit être considérée comme une injure grave et assimilée, entièrement, à la contamination syphilitique. La faute n'est pas moins punissable pour un des conjoints d'infuser dans les veines de l'autre un germe virulent que d'y faire circuler un redoutable poison. Dans les deux cas il s'agit d'une maladie chronique, communiquée — j'admets qu'elle l'est sciemment — et je me demande si la première ne reçoit pas de l'égarement de la passion, de l'entraînement des sens, une certaine atténuation qu'on refusera à l'autre.

De ce qui précède nous pouvons conclure que :

1° La provocation à la morphinomanie doit être assimilée à une tentative d'empoisonnement — qu'elle vienne de la famille, de l'entourage du sujet, ou du pharmacien qui a fourni les moyens de la mettre à exécution.

2° L'introduction sous la peau en injections hypodermiques de solutions de morphine constitue un réel et véritable empoisonnement.

3° Pratiquée par un époux sur l'autre elle se complique d'un infâme attentat.

4° Elle entraîne, au point de vue civil, des conséquences extrêmement graves, non prévues jusqu'ici, et dont la connaissance s'impose à l'attention des magistrats.

J'ai négligé à dessein de soulever ici une question qui trouvera sa place lorsque je m'occuperai du traitement de la morphinomanie. Je veux parler de la légitimité de la séquestration, des cas où elle est applicable et des revendications judiciaires auxquelles elle est susceptible de donner lieu de la part du morphinomane séquestré, enfin des conditions requises pour qu'elle puisse être considérée non comme un acte arbitraire de la famille, de l'entourage et du médecin, mais bien comme un mode urgent de traitement institué pour le plus grand bénéfice du malade.

II. — *Crimes et délits commis par le morphinomane.*

Le morphinomane devant la Société. — Envisagé dans ses rapports avec le reste des hommes le morphinomane est un anti-social, un anti-altruiste voilà ce qu'on ne saurait trop répéter : tout entier accaparé par un féroce égoïsme, il est essentiellement paresseux et improductif.

Sa paresse tient à plusieurs ordres de causes qui, en réalité, pourraient se réduire à ces deux éléments : défaut d'attention et paralysie de la volonté.

Le morphinomane vit habituellement dans un état de demi-torpeur cérébrale qui lui soustrait toute énergie. Il est incapable de se livrer à un travail suivi, en raison de la mobilité particulière de son esprit tantôt exalté par le toxique habituel, tantôt réduit par sa privation à l'impotence fonctionnelle.

S'il se livre à quelque occupation rémunératrice, c'est uniquement dans le but de se procurer les ressources qui lui permettront d'acheter sa dose quotidienne de morphine.

Or, dans une société bien organisée, tout oisif devient un élément perturbateur ; l'individu n'est pas seulement coupable quand il détruit : il est nuisible quand il ne concourt pas, matériellement ou intellectuellement, à la production dans la vie sociale.

On sait que Solon assimilait l'oisiveté au délit : l'oisiveté et l'incendie sont similaires. Ne rien faire équivaut à détruire, puisque cela amène un retard dans l'accumulation des choses utiles et partant, dans l'adaptation progressive et la soumission à l'homme des forces latentes ou manifestes, en réserve dans la nature ou contenues virtuellement dans son propre intellect.

Le morphinomane, voué par son habitude même à la paresse et à l'oisiveté, est non seulement un être improductif mais un nuisible, en raison de ses tendances au prosélytisme.

Perte du sens moral. — On a dit avec infiniment de justesse que le morphinomane est un anesthésique : de même que la morphine endort la douleur physique, de même elle engourdit la sensibilité morale, au point de l'abolir d'une façon même complète et radicale, chez quelques-uns de ses tributaires.

Chez ceux-là, la distinction du bien et du mal, du permis et du défendu, cesse d'exister. Ils font faillite à tous leurs devoirs, et leur vue morale a pour horizon la satisfaction de leur passion habituelle.

Tel le cas de cet avocat, rapporté par M. Marandon de Montyel, qui se voyant refuser de la morphine à bord du bâtiment sur lequel il est embarqué, commet la nuit un vol avec effraction et s'empare de la provision de morphine du bord.

Le sens moral est tellement atteint chez lui qu'il ne voit là qu'un acte de *gaminerie*; il en parle en plaisantant.

Il ne fut pas déféré aux tribunaux, mais en vérité on ne saurait le déclarer entièrement responsable.

A propos de la diminution du sens moral chez les morphinomanes, je ne puis résister au désir de transcrire ici la fort curieuse affaire qui s'est déroulée dans le courant du mois de janvier 1891, devant la onzième chambre de police correctionnelle de Paris.

M. B..., pharmacien, avait pour ami intime un de ses anciens condisciples de collège, M. M..., docteur en médecine.

M. M..., qui avait contracté une grosse dette de reconnaissance à l'égard du pharmacien, crut s'acquitter envers lui en séduisant sa femme, dont il fit sa maîtresse.

Le pharmacien mit quatre ans à s'apercevoir qu'il était trompé. Un hasard providentiel lui fit découvrir sa mésaventure.

Un jour il surprit Mme B..., remettant, en cachette, de l'argent à M. M... Après nombre de réticences, la jeune femme finit par avouer qu'elle ne se bornait pas à tromper M. B..., mais encore qu'elle volait la communauté pour subvenir au paiement des dettes de jeu que M. M... contractait de ci de là.

Le docteur était un joueur effréné, qui avait régulièrement de grands malheurs au baccarat. De Vichy, où il allait fréquemment, il adressait à Mme B..., des lettres éplorées dans lesquelles il se plaignait sans cesse d'avoir été « culotté à fond ». La femme du pharmacien, pour faire droit aux réclamations du docteur répétant à satiété, dans sa correspondance, « qu'il ne voulait être sauvé que par celle qu'il aimait », mettait au Mont-de-Piété des bijoux, de l'argenterie, et, ironie étrange, jusqu'à une truelle à poisson. Bien plus, elle empruntait 2,500 francs à un de ses fournisseurs, et s'abouchait avec un honnête usurier de Neuilly-Plaisance, qui se promettait bien de tirer parti de la situation de Mme B...

Aussitôt après avoir eu connaissance de ses infortunes conjugales, le pharmacien plaça Mme B... au couvent des Dames-Saint-Michel, lieu de refuge des filles repenties.

Afin de communiquer avec sa maîtresse M. M..., alla louer, aux alentours du couvent des Dames-Saint-Michel, une chambre d'où il essaya de faire pénétrer des lettres dans la maison de refuge. Il n'y parvint pas.

C'est alors que se produit l'intervention étrange de Mme M..., la femme légitime du docteur.

Depuis longtemps, Mme M..., était au courant de la liaison de son mari avec Mme B... La pauvre femme, dans un accès d'amour conjugal, souffrait les infidélités du docteur, atteint de morphinomanie et prompt à des désespoirs terribles. C'était elle qui s'efforçait de consoler le médecin de l'absence de sa maîtresse. Sur les ordres de son mari, elle pénétra, grâce à un subterfuge, dans le couvent des Dames-Saint-Michel.

Un soir, elle se présenta à l'établissement, et demanda à parler à la supérieure.

— Je suis, dit-elle, la femme d'un fonctionnaire de province. Dans un moment de fol entraînement, j'ai trompé mon mari qui a introduit une demande en divorce contre moi. Durant l'instance du procès, je désirerais me retirer dans votre maison hospitalière, afin d'y pleurer sur mes fautes et d'essayer de me réhabiliter.

La supérieure fit bon accueil à cette brebis égarée et repentante. On fêta l'arrivée de la pécheresse à la maison par une soirée musicale dans le petit salon de l'établissement. Mme B..., en personne, tint le piano et y joua quelques airs semi-mondains. Puis, vers dix heures, les pensionnaires regagnèrent leurs cellules.

Le lendemain matin, Mme M..., parvint à faire passer à la femme du pharmacien un petit paquet contenant différents objets, parmi lesquels deux lettres et une bague, envoyée par M. M... et portant cette fière devise : « Malgré tout et toujours ».

Voici les principaux passages de l'une des deux lettres écrites par la femme du médecin :

«... Je vous remets ci-joint une note émanant de Justin (c'est le prénom de M. M...,) et une bague. Si vous gardez la bague, c'est un signe de fidélité. Faites ce que vous commande Justin. Ne vous laissez pas emmener à l'étranger. Nous agissons pour vous, pour votre avenir, dans votre intérêt. Mon pauvre mari se meurt d'amour pour vous. Il est physiquement, aussi, bien malade. Il ne dort plus. Ses nuits sont hantées de cauchemars terribles. Il vous appelle, il vous veut... Mais je l'aime aussi et nous devons le guérir et le sauver. Faites ce qu'il dit. Il ne peut vivre loin de vous. Dieu sait pourtant ce que, moi, j'ai fait pour lui... Mais vous, je vous pardonne de l'aimer, je ne vous pardonnerais pas de le faire mourir. Essayez de le consoler. Pauvre petite, pardonnerez-vous jamais à ceux qui vous ont enfermée ? Nous autoriserez-vous plus tard à flétrir votre mari qui se ballade en voiture tandis qu'on vous tient ici enfermée avec des filles ? Oh ! quelle infamie !... Ne pensez pas à moi. Je suis ici pour vous et pour lui. Demandez avec instance à sortir. Faites, pour obtenir cette permission, toutes les promesses qu'on vous demandera. Si on vous refuse, dites que vous êtes très malade, dites que vous ferez du scandale, que vous vous suiciderez. Rentrez avec votre mari, mais gardez avec lui une réserve complète. Refusez de partager le même lit et la même chambre que lui... »

Mme B..., décidément rentrée dans le bon chemin, s'empressa de remettre à la supérieure des Dames-Saint-Michel le paquet que lui avait fait parvenir Mme M...

La femme du docteur fut immédiatement chassée de la maison réservée aux filles repentantes et aux épouses adultères.

Mais la patience de M. B... était à bout. En apprenant la nouvelle perfidie du docteur, le pharmacien résolut de déférer celui-ci à la police correctionnelle sous l'inculpation de recel d'objets détournés à la communauté par Mme B..., et engagés par le docteur au Mont-de-Piété, en un mot, sous la prévention d'infraction à l'article 380 du Code pénal.

A peine assigné, M. M..., se hâta de dégager les objets que lui avait confiés « pour faire de l'argent » la femme du pharmacien. Il remboursa également les sommes empruntées par sa maîtresse pour lui venir en aide.

A l'audience de la onzième chambre, après plaidoirie, au nom de M. B... de Mᵉ Crochard, M. le docteur M... a soutenu qu'aucun délit ne pouvait lui être juridiquement reproché. Mᵉ Aliès, son défenseur, a développé cette thèse.

Mᵉ Aliès, au cours de sa plaidoirie, a peint l'extraordinaire amour conjugal de Mme M..., qui allait jusqu'à commettre de véritables actes de folie pour ramener une maîtresse à son mari.

— M. M..., a dit Mᵉ Aliès, est un *morphinomane* qui a des crises terribles. La nuit, il appelle à grands cris celle qu'il aime. Il se roule sur le tapis de sa chambre, en proie à des désespoirs fous. Il supplie sa femme et ses deux enfants, qui se jettent à son cou en pleurant, de lui rendre Mme B... Sans l'amour de Mme B... il sent qu'il ne pourra vivre. Et alors l'héroïque épouse, oublieuse des sentiments de jalousie qui sommeillent au cœur de toute femme, écrit à la maîtresse de son mari : « Je vous pardonne son amour. Je ne vous pardonnerais pas sa mort. Allez le voir! »

Dans ses conclusions, M. le substitut Jambois, dont toutes les sympathies sont pour M. B..., a déclaré qu'il regrettait que l'article 380 du code pénal ne fût pas applicable à M. le docteur M...

Conformément à ces conclusions, le tribunal, présidé par M. Paisant, a acquitté le docteur M...

Voici un homme intelligent, instruit, à qui la distinction entre le permis et le défendu, le bien et le mal, paraît étrangère.

Non content de séduire la femme de son ami, il accepte d'elle de l'argent, sans paraître avoir exactement conscience de l'énormité d'une pareille conduite.

Tout entier livré à ses appétits automatiques pour le jeu, il pousse la cécité morale jusqu'à lui écrire quand ses pertes atteignent un chiffre trop élevé, qu'il ne veut être sauvé que par celle qu'il aime.

Cette affaire toute récente était trop démonstrative

pour que, en dépit de la longueur, j'aie pu résister au désir de l'exposer dans tous ses détails.

Perte de sentiment de pudeur. — La femme en état de besoin morphinique en arrive à perdre toute pudeur, on la voit fouler aux pieds ses plus chers sentiments de dignité, pour se procurer son poison habituel. Elle ne raisonne plus, elle ne discute plus l'immoralité de ses actes, et on en a vu se livrer tout entières au premier venu contre le prix de quelques grammes de morphine.

Le D͏ʳ Pichon rapporte le fait détaillé d'une malheureuse morphinomane réduite à l'épouvantable extrémité de descendre dans la rue, selon l'expression de Michelet, et dont-il entendit la confession. Je la résume :

Morphinomane invétérée ; ne pouvant plus se livrer à aucun travail rénumérateur, à bout de ressources ayant vendu ou engagé tout ce qu'elle possédait, elle se vit un beau jour privée de son stimulant, et se trouva en proie aux atroces souffrances de l'abstinence.

« C'est alors dit-elle, qu'une idée folle, me traversa la tête. Il était dix heures du soir environ. Je descendis comme une folle l'escalier de ma maison, et j'accostai un monsieur sur le trottoir... Je devais ressembler à une femme grise car en effet j'étais ivre... Il me regarda quelque temps et m'emmena... Je vous demande pardon, disait-elle à mon distingué confrère. en terminant sa confession, vous comprenez... Je souffrais tant...

Le morphinomane arrive donc rapidement à commettre des actes indélicats ou même délictueux sans comprendre la portée de ce qu'il fait. Il existe certainement chez lui, soit à une période avancée de l'habitude, soit au moment de l'abstinence, une diminution réelle du libre arbitre. La volonté paralysée cesse de se

révolter contre certaines tendances vicieuses ou criminelles. Le moi s'est amolli, fondu dans une volonté uni-
verselle. Il semble que l'activité automatique partielle
qui accompagne l'obsession de la piqûre, transformée
bientôt en éréthisme permanent, il semble, dis-je, que
cette obsession psycho-somatique qui constitue la vraie
morphinomanie, accapare à son profit toutes les forces
vives de l'économie. La persistance de cette impression
cébrébrale, vive et absorbante, continuelle et active,
annihile, à son profit, toutes les énergies.

De là ces mille distractions qui stupéfient l'entourage
des morphinomanes, qui amènent dans leur conversation
et dans les actes de leur vie, ces étrangetés, ces man-
ques de coordination, ces irrésolutions qui font d'eux
des êtres bizarres, mobiles, indéfinissables.

Aboulie morphinique. — Remarque importante! ils
recupèrent une certaine dynamie cérébrale quand I's
se trouvent dans la situation horizontale : il semble
que dans cette condition l'irrigation des centres cérébraux se fait plus complète. L'organe de nos détermination obéit aux lois d'hydrodynamique, et tous les morphinomanes nous disent que la *miopragie* intellectuelle
qui leur est habituelle disparaît en partie quand ils sont
couchés. Ils reprennent alors possession d'eux-mêmes,
et leur état d'*aboulie* se dissipe partiellement.

Th. de Quincey, cet écrivain subtil et délicat que j'ai
eu l'occasion de citer plus haut et qui pousse si loin
l'observation intérieure de lui-même, se trouvait plongé
par l'abus prolongé de l'opium dans un état de débilité
volitionnelle qui laissait l'intelligence intacte : « C'était,
dit-il, une telle misère qu'on pourrait dire en vérité
que j'ai vécu à l'état de sommeil. Rarement j'ai pu
prendre sur moi d'écrire une lettre. »

Il appuie sur l'oppression et le tourment que causent ce sentiment d'incapacité et de faiblesse, cette négligence et ces perpétuels délais dans les devoirs de chaque jour, ces remords amers qui naissent de la réflexion (1).

Ce saisissant tableau de l'impuissance de la volonté peut s'appliquer aux morphinomanes : on pourrait discuter longuement sur les origines qu'il convient de lui attribuer, et qui ne peuvent se rapporter qu'à deux ordres de causes.

Ou bien les centres moteurs sont frappés de parésie, d'asthénie, répondent mal aux incitations qui leur viennent des centres volitionnels, ou bien ces incitations elles-mêmes rendues insuffisantes par le fait de l'imprégnation morphinique manquent de l'énergie ordonnatrice.

En général, et cette constatation ne manque pas d'importance au point de vue médico-légal, c'est l'énergie ordonnatrice du cerveau qui fait défaut. La preuve que les centres d'activité médullaire sont capables de réagir, c'est que sous l'empire de certaines émotions violentes, suffisantes à amener une hyperhémie généralisée des centres psychomoteurs, ceux-ci, surexcités par l'ébranlement violent qui en est le résultat, réagissent encore.

Rôle de l'ictus émotionnel. — Tous ceux qui ont soigné des morphinomanes savent qu'alors même que la torpidité qui les a envahis ne paraît laisser place à aucune spontanéité, alors que toute détermination volontaire semble abolie, il suffit de toucher certaine question brûlante, de rallumer certains souvenirs pour que intel-

---

1. De Quincey, *Confession*, p. 186-188.

ligence et sensibilité se mettent à vibrer immédiatement comme une vitre habituellement silencieuse, sous le coup de tonnerre qui l'ébranle.

Ils savent encore quelles ressources latentes se révèlent et surgissent inopinément chez les habitués de la morphine quand la crainte de manquer de leur stimulant vient les surexciter : de quels efforts ils se trouvent, soudain, capables lorsque sa recherche s'impose : quelle volonté, quelle somme d'énergie ils déploient alors. Les rouages ne sont donc pas viciés : seul le processus excito-moteur qui leur envoie l'impulsion nécessaire à leur mise en activité est frappé d'asthénie.

Ces notions sont d'une importance de premier ordre quand il s'agit d'apprécier les actes délictueux ou criminels imputables aux adeptes du terrible poison.

Responsabilité des morphinomanes. — Chaque année, en effet, les exemples se multiplient de crimes ou délits commis par des morphinomanes. Des individus prévenus d'attentats contre les personnes ou les choses ne craignent pas d'envisager comme excuse l'habitude de la morphine.

Il s'en faut que cette excuse soit toujours valable et que les tribunaux l'admettent, dans tous les cas, comme suffisante.

Dans le courant de l'année 1883 M. Marandon de Montyel fut désigné comme expert dans une ténébreuse affaire criminelle où le principal accusé invoquait comme excuse sa passion morphinique.

R..., épouse F..., se pique à la morphine depuis deux ans. Née de parents très sains au double point de vue intellectuel et physique, elle se fait remarquer dès son enfance par son esprit d'indiscipline et sa jeunesse est traversée par une série de débauches. Elle se montre menteuse, fourbe, rusée, sans scrupule, et subit même une condamnation pour vol.

Le terrain était bien préparé pour subir la tyrannie d'une passion : un jour son médecin lui fait une piqûre en vue de soulager des douleurs rachidiennes. L'habitude est bientôt contractée et la voilà devenue morphinomane.

De tout temps l'opinion publique la considère comme capable de tout sans qu'il soit émis le moindre doute sur sa santé d'esprit.

Traduite devant la cour d'assises de D... pour enlèvement et assassinat avec préméditation d'une petite fille de cinq ans, elle invoque, comme excuse à sa culpabilité, le trouble mental produit en elle par l'habitude de la morphine qui la laissait sans défense contre les impulsions bizarres naissant en elle.

M. Marandon de Montyel n'eut aucune peine à faire admettre au jury que l'habitude de la morphine avait pleinement respecté le libre arbitre de la femme F... et celle-ci fut condamnée à 20 ans de travaux forcés.

Avant d'examiner quel degré de responsabilité doit être attribué à celui qui use habituellement de morphine, quand il entre en lutte avec la loi il convient de se demander si les passions factices, les habitudes morbides de stimulants constituent une aggravation à la faute commise ou si elles lui enlèvent une part de gravité.

L'alcool, le tabac, la morphine, la cocaïne, le haschisch pervertissent par leur usage répété les opérations de l'esprit, ou paralysent leur fonctionnement. D'un côté ils peuvent amener des déviations de l'axe moral avec l'exaltation des plus mauvais penchants, de l'autre une anesthésie, un affaiblissement qui confine à l'état de démence.

Voilà qui est surabondamment prouvé.

Si les habitudes morbides sont une ordinaire conséquence des tendances héréditaires : faiblesse innée, défaut de réaction, adynamie générale, il faut cependant admettre que chez un assez grand nombre elles reconnaissent comme origine une faiblesse coupable, la préférence accordée aux bas appétits sur la raison.

Toutefois la différence d'origine est difficile à reconnaître, et ce serait souvent se livrer à une pente glissante que de chercher à pénétrer le mobile primitif auquel il convient de rattacher la morphinomanie. Reste alors le fait en lui-même, indépendamment de toute appréciation.

L'ivresse par l'alcool n'est pas inscrite comme excuse légale : elle rentre dans la catégorie des accidents qui sont laissés à l'appréciation des juges, à titre d'atténuation. La justice militaire lui refuse toute valeur atténuatrice.

Aristote et Quintilien la regardaient comme une aggravation du crime et demandaient deux punitions, l'une pour le délit, l'autre pour la circonstance étiologique de ce délit.

Mais l'ivresse est un *accident*, l'habitude de la morphine constitue un *état*. D'autre part, le besoin de répétition qui est si impérieux dans celle-ci ne présente pour l'alcool aucun caractère irrésistible. En sorte que si les immunités de l'ivresse ne sauraient être proclamées sans danger pour la société il n'en est pas tout à fait de même pour la passion morphinique.

Peut-être conviendrait-il d'assimiler le tributaire de la morphine au dipsomane plutôt qu'à l'alcoolique, à celui qu'une tendance plus forte que sa volonté pousse à ingérer des liquides alcooliques, plutôt qu'à celui qui s'abandonne sciemment à ses appétits et qui recherche de propos délibéré une excitation factice.

La question des doses quotidiennes de morphine placées sous la peau n'est point sans importance au point de vue médico-légal. Il est des morphinomanes qui vivent à peu près indemnes de tout accident, prenant de la morphine depuis de longues années, à dose très modérée.

Il ne me semble pas douteux que des quantités massives d'alcaloïde doivent altérer l'intelligence plus rapidement et plus profondément que des quantités minimes ou inférieures, j'entends à égalité de terrain.

Trousseau affirme, en effet, que les effets de l'opium sont particulièrement atténués par les affections nerveuses. Levinstein dit la même chose sur une forme différente, et il en est de même d'ailleurs pour toute intoxication, qu'il s'agisse d'alcool, de haschisch, d'opium, d'éther ou de morphine.

Tâche délicate de l'expert. — Mais avant tout, ce qui dictera notre appréciation, c'est le moment de la vie du morphinomane où le crime aura été commis. Nous pourrons presque déterminer le degré de responsabilité d'après sa connaissance.

Ce n'est jamais une tâche facile pour l'expert que de définir et d'apprécier exactement l'état mental du prévenu au moment précis où il commettait son crime.

Chez les morphinomanes deux facteurs doivent entrer en ligne pour y arriver : il faut de toute nécessité que le médecin légiste sache si le délinquant se trouvait à ce moment même, en puissance morphinique ou en période d'abstinence, et d'autre part qu'il soit en mesure de juger jusqu'à quel point le morphinomane possède la conscience de la valeur morale de ses actes.

Il n'existe point de *phrénomètre,* malheureusement comme le disait Falret et le discernement le tact, de l'expert, secondés par son acquit scientifique, doivent lui suffire à éclairer la question. Ne savons-nous pas que pendant que le morphinomane est en état de puissance, ses activités psychiques sont exaltées, qu'il semble posséder alors une surabondance de vie, un surcroît de lucidité, et que son intelligence se trouve accrue. La valeur de ses appréciations, à cette période de son habitude, reste entière et sa pleine responsabilité ne saurait à mon avis, être mise en doute.

Quand l'imprégnation morphinique est plus complète, que les altérations anatomo-histologiques des éléments nerveux survenues sous l'influence de doses massives et répétées du poison sont devenues assez profondes pour altérer leur fonctionnement, la question change de face. Sous l'influence d'hallucinations sensorielles il se produit un véritable état de folie transitoire et le morphinomane doit bénéficier à ce moment des circonstances atténuantes libéralement accordées aux *aliénés.*

Les impulsions des morphinomanes. — Ses actes sont empreints à cette période d'un caractère impulsif, facile à dépister et qui leur imprime la marque caractéristique du délire. Jusqu'ici, soit que le morphinomane délinquant se trouve, au moment du délit, en état de puissance morphinique, soit que les troubles vésaniques permettent de le rapprocher sans hésitation d'un véritable aliéné, aucune difficulté sérieuse ne saurait surgir dans les rapports de sa responsabilité avec la Loi. Il en est tout autrement dans la période *d'abstinence.* Cette période se trouve traversée par différents épisodes dont la nature se modifie suivant le tempérament et la constitution psychique du sujet. Tantôt nous nous trouvons en face d'un état de manie avec excitation, violences, etc., tantôt la dépression, la mélancolie avec ses tristesses et ses découragements envahit le malade.

Dans une forme comme dans l'autre, l'impulsivité domine la scène : impulsion à voler, à tuer, même à se suicider, comme ce malade cité par Leidesdorff qui guéri à l'aide de grands efforts de son habitude tombe dans un état de dépression cérébrale inquiétante, avec hallucinations qui le poussent à se lever la nuit. Il se fait une forte blessure au cou avec un rasoir. Guéri de celle-ci, il se tue à l'aide d'un pistolet.

Le jugement d'ailleurs peut rester sain, et permettre au morphinomane de se rendre compte de la situation dans laquelle le place le délit dont il s'est rendu coupable. Il en parle avec une certaine mélancolie, mais avec calme, presque avec indifférence. Les réponses restent partielles et ne viennent qu'après des incitations répétées : on y sent un haut degré de pessimisme; quelquefois elles sont empreintes d'une sorte de fatalisme.

Telle la malade observée par M. Brouardel en 1878 (1) à l'occasion d'un *vol à l'étalage* qui lui était imputé. Elle avait contracté l'habitude de la morphine après s'être fait des piqûres contre des névralgies abdominales.

Le savant expert lui accorda une responsabilité atténuée par l'état d'habitude intellectuelle dans lequel la plongeait son intoxication.

Il paraît indiscutable que notre activité cérébrale est absolument soumise, non seulement en ce qui con-

Brouardel. *Annales d'hygiène et de méd. lég.*, 1881.

cerne son intensité, mais aussi ses modalités diverses, à la qualité des échanges nutritifs intra-cellulaires. Or, la morphine exerce sur la nutrition des éléments constitutifs des centres nerveux une action tellement prépondérante qu'on peut dire d'elle qu'elle tient sous sa dépendance tout le fonctionnement de la machine humaine.

C'est le fait de cette déviation nutritive intra-moléculaire qu'il convient d'expliquer l'entraînement automatique si impérieux qui constitue l'impulsion.

Aucun obstacle ne saurait arrêter le morphinomane quand l'heure de la piqûre a sonné. Tout sentiment de pudeur s'anéantit devant le tyrannique besoin : l'oubli de sa propre dignité est poussé même chez la femme à ce point qu'elles ne garde plus aucune retenue, et qu'elle viole les convenances les plus élémentaires.

A ce moment la comparaison avec les appétits, avec les besoins somatiques, apparaît réelle, je devrais dire, identique. C'est bien l'énergique appel des éléments cellulaires réclamant, impérieusement, leur stimulant habituel, qui se traduit au dehors par l'impulsion automatique dont le but est de leur fournir l'excitant qu'elles réclament. La faim, la soif reconnaissent les mêmes origines mystérieuses au plus profond de l'organisme et aucun moyen ne paraît plus illicite quand il a pour but de les satisfaire. Poussés par leurs pressantes sollicitations, des hommes ayant derrière eux un long passé de parfaite honorabilité, ont pu s'abandonner à des actes coupables, dont l'excuse a paru légitime. Au fond de ces appétits, divers en apparence, le même désir, le même besoin primordial de l'économie : *l'instinct de la conservation* se retrouve unique dirigeant nos actes par une série de manifestations convergeant vers le même but.

C'est ainsi que doit être posé ce problème troublant de médecine légale : il devient alors presque aisé d'en dégager la solution.

Toutes les fois que le délinquant ou le criminel aura enfreint les lois sociales dans le but de satisfaire cette énergique nécessité organique, et dans ce seul but, il devra bénéficier, au moins de circonstances atténuantes, sinon être déclaré irresponsable.

Quel est, en effet, le tribunal qui condamnerait un affamé volant un morceau de pain ?

Remarquez quelle différence existe à ce sujet entre le morphinomane et l'alcoolique ; l'alcool ne produit pas cette obsession psycho-somatique dont je parle plus haut et qui est comme le symptôme pathognomonique de l'intoxication par la morphine. L'alcool ne crée pas cet appel irrésistible au retour du poison, faute duquel l'énergie vitale est défaillante, la force musculaire abolie, le dynamisme cérébral anéanti, le sommeil éloigné, les digestions suspendues.

Dès lors, aucun parallèle n'est possible entre les deux empoisonnements volontaires, et des mesures légales toutes particulières doivent être appliquées à la morphinomanie.

Les crimes et délits commis par les tributaires de la morphine ne sont point sans présenter quelques rapprochements avec ces sortes d'impulsions appelées par M. Magnan des syndromes épisodiques dans l'état dégénératif. Ainsi envisagé, le rôle de la morphine apparaît comme celui d'un agent provocateur : elle développe seulement des tendances latentes ; elle met en évidence des instincts dissimulés, des aptitudes secrètes.

Elle ne crée rien, elle féconde les tendances morbides : elle suscite le mouvement là où régnait la torpeur.

Cet agent merveilleux qui engourdit les douleurs morales et dissipe les souffrances physiques, semble atténuer, pendant que l'organisme s'en trouve saturé, les impulsions de toute nature : elle les tient en respect, et les astreint au silence. Le jour où par le fait de l'abstinence ce pouvoir répressif se trouve diminué, l'autorisatisme règne en souverain despote, et les énergies cellulaires spécifiques entrent spontanément en éréthisme.

Ainsi s'expliquent les crimes et délits, commis au moment où l'économie est avide du poison, alors que la voix de l'appétit domine et étouffe celle de la raison, alors que le morphinomane ne conserve qu'une seule idée : se procurer de la morphine. Voilà pourquoi il est si important au point de vue de la responsabilité du délinquant, de savoir pertinemment, s'il était à jeun de son stimulant au moment du crime.

Outre ces impulsions nées de l'état de souffrance provoquée par le besoin, il en est dont l'origine ne peut être attribuée qu'à la déviation intellectuelle résultant de l'habitude morphinique. Celles-là se produisent alors que le sujet se trouve en pleine puissance du stimulant. Elles sont certainement une des conséquences les plus funestes de l'imprégnation toxique.

Le morphinomane arrive peu à peu à perdre sa liberté morale. Il la perd par degrés insensibles, car on ne perd pas sa raison comme on perd son porte-monnaie, suivant le joli mot de M. le professeur Brouardel, sans transition, mais bien sou à sou. Comme l'aliéné à la période initiale de sa psychose, il conserve encore pendant quelque temps, un haut degré de liberté : il peut par un effort de volonté, se soustraire à son tyrannique penchant. Il peut prendre la résolution de se faire soigner.

Des incitations déraisonnables viennent bien traverser son cerveau, car le morphinomane est, par nature, bizarre et déséquilibré ; ses conceptions intellectuelles ne ressemblent pas à celles de la généralité des hommes : ses passions autant qu'il peut encore en avoir, en tant que l'*autophilie* ne l'a pas envahi dans tout son être sensible, sont inexplicables, ses affections désordonnées.

Il peut toutefois écouter la voix de son jugement, mais vienne la tyrannie de l'habitude, vienne l'affaissement, la torpeur cérébrale inévitable à la suite d'abus prolongés de morphine et il finira par perdre complètement toute puissance volontaire sur ses déterminations : celles-ci redeviendront instinctives, l'automatisme aura repris ses droits, et nous assisterons à ces poussées impulsives qui envahissent soudain le cerveau des malheureux intoxiqués comme une fusée de dynamite, éclatant brusquement et transmettant au système musculaire ses impétueuses vibrations.

A ce moment il est incapable d'opposer à ses irrésistibles impulsions une barrière suffisante. Il est bien le frère du fumeur d'opium, du haschischin.

On sait en effet, que c'est sous l'influence du délire impulsif engendré par le haschisch que le Vieux de la Montagne soufflait la suggestion au meurtre et le terme assassin dérive du mot arabe : haschischin, sous lequel on désigne ceux qui mangent le haschisch.

Les Hindous et les Malais enivrés par le même poison, se livrent dans les rues à des courses frénétiques pendant lesquelles ils frappent du poignard et renversent hommes, femmes, enfants, trouvés sur leur passage. On a donné à ce délire endémo-épidémique un nom spécial. On dit de celui qui est en accès qu'il court un *muck* par corruption du mot : *amok, amok,* tue, tue, que répète sans cesse le délirant halluciné.

D'autre part, les impulsions criminelles sont très fréquentes chez les fumeurs d'opium du Céleste-Empire. Ils persécutent leurs familles, frappent leurs enfants, et font subir à leur entourage les pires traitements.

Le Dr Pellereau cite le cas d'un charcutier chinois fumeur d'opium, qui se lève subitement la nuit, et tranche le cou d'un camarade croyant saigner un porc.

Les impulsions se tournent quelquefois contre euxmêmes : pour fumer, le chinois a besoin d'argent. Alors il joue ; il joue jusqu'à ses doigts dont il abat une phalange d'un coup de hachette chaque fois qu'il a perdu (Ball).

Le cas du Dr Lamson qui fut exécuté à Londres pour avoir empoisonné son beau-frère en lui faisant avaler une capsule d'aconitine, est des plus instructifs à ce sujet.

Lamson était morphinomane depuis de longues années, et un témoin vint déclarer au cours des débats devant la justice qu'il avait vu le docteur se pratiquer seize injections dans une seule journée. Il était de notoriété publique que cet infortuné ne jouissait pas de la plénitude de sa raison : l'axe moral était dévié chez lui. Il se découvrait en pleine rue la région où il se pratiquait ses piqûres : il prescrivait avec une désinvolture insensée les médicaments les plus actifs, l'aconitine entre autres à des doses capables de tuer au lieu de guérir ; il tirait des coups de pistolet dans la rue. Enfin caché à Paris après son crime, il vint de lui-même à Londres s'offrir inconsidérément aux coups de la justice.

Privé de morphine pendant sa prison préventive, guéri de ses habitudes toxiques, il fait l'aveu de son crime, affirme avoir vécu dans un état de rêve, le temps qu'il fut soumis à la tyrannie de la morphine, et déclare, une fois condamné, qu'il n'avait compris ni la gravité de son crime ni la portée de ses conséquences.

La perturbation du jugement est palpable chez ce criminel par intoxication, mais, comme dit le professeur Ball qui raconte le fait et le commente avec son tact habituel et toute la science possible, la morphinomanie avait laissé à son intelligence assez de ressort pour concevoir, combiner et exécuter un crime sans en comprendre ni l'horreur ni l'importance. Lamson était sans conteste partiellement irresponsable et l'asile eut été avec équité substitué à la potence.

Au mois de novembre 1890, un scandaleux procès était intenté au comte de Kleist, fils d'un ancien ambassadeur à Rome, et plusieurs fois millionnaire, pour coups et blessures graves envers un propriétaire de café. L'accusé dont les antécédents sont déplorables allégua pour sa défense qu'il était morphinomane, ce qui était parfaitement exact.

Il n'en fut pas moins condamné par le tribunal de Berlin à 15 mois de prison. Mis en liberté trois mois après son incarcération sur l'attestation de médecins certifiant qu'il était atteint d'une grave maladie de cœur, il recommence ses excès, court les mauvais lieux en compagnie de sa maîtresse, qu'il roue de coups ensuite.

Puis il se rend au domicile de son valet de chambre atteint d'une fluxion de poitrine et veut le forcer à se lever. Comme le malheureux grelottant de fièvre refuse d'obéir, il se mit à l'assommer à coups de poings. Il l'aurait tué si la police ne fut intervenue. Le médecin qui fut appelé à lui donner ses soins constata qu'il était porteur de fractures multiples.

La presse berlinoise tout entière, émue de ces actes de brutalité révoltante, réclama l'incarcération immédiate de ce forcené. Pour être logique elle aurait dû demander sa séquestration dans un asile d'aliénés, l'impulsion d'origine morphinique étant très manifeste dans ce cas.

Un homme cité par Hallez (1) devint morphinomane pour s'être calmé à l'aide d'injections de morphine de douleurs causées par un anévrysme. En pleine puissance morphinique il fut pris d'un accès de manie aiguë et roua de coups sur la place publique un jeune homme auquel il ne voulait aucun mal, et vis-à-vis de qui il n'avait aucun motif de haine. Le tribunal correctionnel admit la responsabilité incomplète et condamna seulement l'inculpé à 100 francs d'amende.

Il n'est pas jusqu'au sentiment maternel ; même, qui est de tous les sentiments le plus violent et le plus profondément enraciné qui ne puisse subir des atteintes. Le besoin de morphine est plus fort que l'amour de la mère pour ses petits.

Tout récemment, le 25 janvier 1891, une jeune femme, Louise K..., âgée de 29 ans, était surprise en flagrant délit de vol dans un magasin de nouveautés du faubourg du Temple. Elle fut conduite au commissariat de police du quartier de l'hôpital Saint-Louis, qui se rendit en perquisition au domicile de l'inculpée, boulevard de Belleville.

1. *Bul. de la Soc. Méd. du Nord.* Mars 1879.

Il trouva dans un taudis infect, deux enfants de 5 et 8 ans, couchés, mourants, atteints l'un et l'autre d'une fluxion de poitrine. Dans les tiroirs des meubles le commissaire de police découvrit du linge neuf en assez grande quantité, provenant de vols.

La femme K... est une morphinomane : elle volait pour se procurer de la morphine, et non pour apporter quelque bien-être à ses malheureux enfants.

Cet exemple est une démonstration fort nette des altérations que subit la sensibilité sous l'influence de l'imprégnation morphinique.

Préméditations et ruses des morphinomanes délinquants. — Rarement conçus et exécutés avec maladresse, les délits pour lesquels les morphinomanes sont poursuivis peuvent se présenter avec les apparences d'une préméditation habile. Les détails de l'exécution peuvent sembler dictés par une intelligence en pleine possession d'elle-même.

Mme J..., âgée de 28 ans, appartenant au milieu le plus honorable, d'une conduite irréprochable, achète au magasin de la ville Saint-Denis, différents objets dont le prix total s'élève à 120 francs. L'employée qui l'a servie remet sa note à la caisse après avoir reçu de Mme J..., l'ordre de préparer le paquet ; elle voit cette dame tirer son porte-monnaie comme si elle allait payer et s'éloigne sans défiance. Mais Mme J... dit au caissier qu'elle n'a pas assez d'argent pour solder sa facture, prie qu'on la lui présente chez elle en apportant le paquet : elle donne un autre nom que le sien, une fausse adresse, et revenant aux rayons de lingerie, elle se fait remettre par l'employée les objets qu'elle n'a pas payés et qu'elle emporte.

Mais avec une imprévoyance significative, Mme J...

rapporte cinq jours après aux magasins de la Ville Saint-Denis une partie des objets dérobés disant qu'ils ne lui conviennent pas et demandant qu'on lui en rembourse le prix.

On s'était aperçu du vol; elle est reconnue, arrêtée et traduite devant le tribunal.

L'examen de son état mental fut confié au D\u02b3 Motet, l'habile expert qui publia en 1883 le rapport dressé par lui au sujet de cette affaire.

A la suite de grands chagrins éprouvés au cours de sa jeunesse Mme J... devint hystérique avec attaques convulsives, cécité passagère et périodique, et plus tard accès de manie accompagné d'excitation violente qui nécessita son placement dans une maison de santé.

Peu de temps après, elle est prise de douleurs abdominales très vives, que soulagèrent des injections de morphine : elle en ressentit un tel bien-être qu'elle s'en fit bientôt elle-même et qu'au bout de quelques semaines elle était devenue morphinomane.

Elle usa alors de tous les artifices possibles pour se procurer l'enivrant poison; en particulier de *fausses ordonnances*. Elle vendit bronzes, argenterie, livres, etc.. engagea au Mont-de-Piété, emprunta, etc. Un jour elle rencontre un pharmacien complaisant qui commit la lourde faute de lui donner à crédit de la morphine à dose énorme.

C'est au moment où le pharmacien à qui elle devait déjà 1600 francs refusa de lui fournir de la morphine qu'affolée à l'idée qu'elle allait être privée de son soutien habituel, torturée par les souffrances de la privation, elle commit le vol. Mme J... fut acquittée.

Conclusions. — En résumé le fait de se pratiquer habituellement des injections de morphine n'est pas susceptible par lui seul d'entraîner l'immunité pénale.

On ne saurait toutefois se ranger sans quelque exagération à l'opinion de Levinstein (1), qui prétend que l'état mental qui suit l'injection semble plus propre à aggraver la responsabilité qu'à l'atténuer.

Dans le cas d'intoxication morphinique prolongée alors que l'imprégnation toxique a altéré le fonctionnement cérébral, lorsqu'il est constaté qu'elle a créé un affaiblissement intellectuel et une diminution du sens moral, l'atténuation de la responsabilité sera admise comme une règle presque absolue.

Quand l'acte délictueux ou criminel sera le fait d'un morphinomane pressé par le besoin : quand il sera avéré qu'il a eu pour but de se procurer à tout prix de la morphine, afin d'éviter l'horrible souffrance de l'obsession psycho-somatique, on le considèrera comme une impulsion pathologique et en raison de la perte du libre arbitre qu'entraîne la satisfaction impérieuse d'une nécessité *vitale*, on lui accordera l'irresponsabilité entière, comme on l'accorderait à l'affamé qui vole un morceau de pain.

Est-il besoin d'ajouter que toutes les fois que l'habitude de la morphine aura produit une telle perturbation psychologique que le prévenu ayant perdu toute direction de lui-même pourra être assimilé à un véritable aliéné, l'immunité pénale devra lui être accordée ? Il sera traité comme un halluciné, un maniaque ou un dément, son assimilation a de tels malades étant momentanément, au moins, complète. C'est ce qui se produit dans l'état de *delirium tremens* morphinique dont Levinstein nous a fourni une magistrale description. Il

1. *Monog. du Morphin*, 1878.

n'a point oublié de conclure qu'à cette période d'intoxication avancée le « morphinomane se trouve placé
« dans un état de trouble pathologique de son activité
« intellectuelle qui exclut toute détermination volon-
« taire. »

III. — *Capacité civile des morphinomanes.*

Le degré de capacité civile des morphinomanes n'est
point si aisé à élucider qu'il le semble de prime abord,
et si le lecteur a bien voulu se pénétrer des pages précédentes il comprendra de quelles difficultés d'appréciation il peut se trouver entouré.

Déclassés, dégradés, abrutis sous l'influence de leur
passion funeste, leur absence de jugement, les lacunes
de leur raisonnement, les lésions du sens moral, les rendent trop souvent incapables de gérer avec discernement leur fortune.

En raison de l'abaissement de leur niveau moral ils
peuvent pousser inconsciemment la vanité, le mensonge, l'orgueil, jusqu'aux limites les plus reculées. En
résumé, il convient de les traiter comme des malades
ou plus justement comme de grand enfants, livrés à
tous les caprices de leurs instincts. Arrivés à ce degré
d'affaiblissement mental ils peuvent devenir incapables
au point de vue civil.

Je ne connais aucun fait jugé par les tribunaux ten-
dant à amoindrir la capacité civile des morphinomanes.
Je ne crois pas qu'aucun arrêt soit venu tracer au juris-
consulte la ligne de conduite à tenir en pareil occur-

rence, mais il est vraisemblable que cette question grosse de conséquence sera tôt ou tard soulevée.

A propos des testaments. — Au moment où l'homme règle son hérédité, sous forme de testament, sa volonté doit être entière et sa liberté morale absolue. L'étymologie du mot testament, *testatio mentis*, indique nettement que ces qualités sont requises pour qu'il reçoive toute sa validité. Chez les morphinomanes, nous l'avons vu, la liberté morale est ordinairement compromise, quand elle n'est pas évanouie, et la volonté est toujours assoupie.

Aucun malade plus que lui n'est disposé à écouter les incitations étrangères et à recevoir les suggestions, de quelque part qu'elles viennent. Les perfides conseils d'un entourage avide et impatient sont susceptibles de diriger ses dernières volontés, tandis que, d'autre part, il peut devenir incapable de résister à des procédés d'intimidation exercés sur sa faiblesse.

Profondément égoïste, il a laissé se relâcher volontairement, sciemment, les liens qui l'unissent à sa famille, à ses amis. En revanche, les personnes qui l'entourent ne semblent s'intéresser qu'à lui, à sa santé, à ses besoins, à son bien-être, à la satisfaction de sa chère habitude. Alors il subit lentement l'influence calculée de cœurs aussi sympathiques et les tentatives spoliatrices de ces flatteurs ultimes triompheront facilement des oscillations intellectuelles et des irrésolutions auxquelles sont en proie les habitués de la morphine.

L'équilibre des facultés de l'intelligence est rompu ; la raison, ce maître intérieur dont parle Fénelon, n'est plus saine et droite chez l'habitué de la morphine. Il voit toutes choses, soit à travers un prisme éclatant, soit dans un brouillard confus, suivant le moment où il regarde. Que sera-ce à la période suprême, à cette phase voisine du coma, en pleine cachexie morphinique, alors que la dissolution morale a déjà précédé la décrépitude physique ?

Contrats d'assurances. — Il n'est pas jusqu'à ces contrats spéciaux qu'on désigne sous le nom d'assurances sur la vie qui ne puissent devenir pour les morphinomanes une source de contestations et de difficultés.

Aujourd'hui tout est assuré : le propriétaire assure sa maison contre l'incendie, le laboureur ses récoltes contre la grêle, l'armateur assure son navire contre les sinistres maritimes, l'ouvrier sa vie contre les accidents. Celui qui vit exclusivement du rendement de sa profession, qui procure à sa famille des avantages déterminés, celui-là a une propriété qu'il doit assurer : c'est sa vie.

Acte de prévoyance du père de famille, très bonne opération financière, le contrat d'assurance représente une véritable protection de la stabilité des familles en même temps qu'un repos de l'esprit pour le travailleur qui ne possède que sa santé pour capital et son travail pour revenu. Il peut ainsi affronter tous les hasards de la vie avec une impassible sérénité.

Toutefois, ce contrat peut, dans certaines conditions déterminées, se trouver annulé de plein droit : on sait que le suicide, la mort trouvée dans un duel ou résultant d'une exécution judiciaire, sont des motifs qui en rendent la dénonciation valable.

Et alors, il est permis de se demander avec Erlenmeyer, si la morphinomanie ne pourrait être assimilée à un véritable suicide, et si les compagnies d'assurances ne se trouvent pas, par son fait, libérées de tout engagement vis-à-vis des héritiers. Rien ne serait plus conforme à l'équité puisque les parties contractantes ont prévu et accepté d'avance ces conditions de résiliation forcée.

Dans tous les cas l'intervention du médecin légiste sera rendue nécessaire : des questions lui seront posées, auxquelles il devra opposer des réponses catégoriques. Ces questions sont au nombre de cinq.

I. — La morphinomanie est-elle antérieure à la contractation de l'assurance ?

II. — L'habitude de la morphine est-elle de nature à abréger la durée de la vie ?

III. — Les accès antérieurs de morphinomanie constituent-ils un empêchement à l'assurance ?

IV. — La morphinomanie est-elle d'origine thérapeutique ou d'origine passionnelle ?

1º La non-déclaration d'une habitude dont les funestes effets peuvent avoir sur l'existence une si capitale influence constitue une fraude des plus graves. Il peut se faire toutefois que le morphinomane qui désire s'assurer, ignorant la gravité de son habitude, soit de bonne foi en ne la déclarant pas, mais le médecin qui, à la question formulée par la compagnie : M. X... est-il sujet à des maladies, indispositions, infirmités habituelles? ne répond pas oui quand il a affaire à un morphinomane, ce médecin est-il coupable. Il n'est pas toujours aisé de dépister la morphinomanie : l'interrogatoire n'est pas, ordinairement, suffisant. Il convient d'y joindre l'examen détaillé, complet, du corps, pour y rechercher les stigmates de l'intoxication habituelle, les traces des abcès guéris, etc. On fera l'analyse de l'urine; on tiendra compte des renseignements fournis par la famille, l'entourage ; on examinera soigneusement l'état des pupilles.

2° Le doute n'est point permis davantage, quand il s'agit de déterminer si la morphinomanie est de nature à abréger l'existence. Nous savons assez quels désordres physiques elle amène chez ses victimes pour affirmer qu'elle peut être assimilée à un suicide prolongé, que dans tous les cas, elle place le sujet dans un état de réceptivité morbide tel que les moindres accidents ou les affections les plus bénignes prennent chez lui un caractère de gravité exceptionnelle.

Ici se pose une question subsidiaire qui ne manque point d'importance. Je veux parler de la morphinomanie contractée au cours d'une maladie chronique, douloureuse. Pourquoi les compagnies ne viendraient-elles pas arguer dans ce cas, de l'habitude contractée comme d'un élément de gravité surajouté à l'affection primitive, et ayant pu abréger la durée de la vie ? Outre que dans ce cas il s'agit d'une véritable médication et que les compagnies n'ont aucun droit de s'immiscer dans les moyens divers de traitement employés par le médecin, il importe de savoir que l'imprégnation morphinique en déterminant au sein de l'organisme une régression du mouvement nutritif, ralentit les échanges et est bien plutôt capable de prolonger l'existence que d'en interrompre le cours. En outre, elle abolit la douleur, elle calme l'éréthisme nerveux : il est incontestable pour tous les médecins qui ont administré largement la morphine dans le cas de cancer inopérable par exemple, que l'affection s'est trouvée prolongée souvent, bien au delà de ses limites habituelles.

3° Si le proverbe : « qui a bu boira » trouve son application en dehors de l'alcool, c'est bien assurément quand il s'agit de piqûres de morphine. On peut dire que les rechutes ou les récidives même éloignées sont la règle chez les morphinomanes, et les guérisons sont bien plus souvent apparentes que réelles. Lors même que la guérison d'un accès est nettement confirmée, si la cause primordiale qui a incité le sujet à se piquer, persiste, que cette cause soit d'ordre physique ou d'ordre moral, on peut prédire à coup sûr qu'il y aura récidive.

De là, la nécessité pour le médecin de savoir avec certitude la nature de cette cause originelle : chagrins, douleurs physiques provoquées par névralgies rebelles, douleurs de l'ataxie, rhumatisme habituel, accès d'angine de poitrine, etc.

Cette détermination revêt une importance exceptionnelle en ce sens que cette cause elle-même constitue un élément de premier ordre dans le rapport dressé par l'expert en vue de répondre au questionnaire des compagnies d'assurance. Elle peut entraîner par elle seule l'empêchement au contrat. N'est-il point évident que si les injections de morphine ont été employées dès le début en vue de soulager les souffrances provoquées par le tabès, par un néoplasme malin, des crises angineuses, etc., la morphinomanie qu'elles ont provoquée passe au second plan en face de l'affection très grave qui l'a indirectement provoquée.

4° Quant à la distinction qu'on pourrait établir entre l'origine passionnelle, euphorique et l'origine thérapeutique, elle ne présente en elle-même aucun intérêt. Une fois l'habitude de la morphine contractée, son allure est peu différente, qu'elle soit née du besoin de stimulant ou de la lutte contre la douleur. La seule considération qui mérite d'arrêter l'attention du médecin c'est donc de bien connaître la nature de l'affection qui nécessita les premières piqûres.

Constatation d'identité. — Il est une légère question

médico-légale, d'ordre secondaire, qu'il suffit de signaler sans s'y arrêter, étant donné qu'elle présente peu d'intérêt. Si on veut bien considérer que les injections répétées de l'alcaloïde déterminent à la longue un véritable *tatouage* de la peau, on admettra sans peine qu'il y a là un élément de première importance pour la reconstitution de l'identité.

Tout le monde connaît les marques profondes que laissent à l'extrémité du doigt indicateur gauche les piqûres d'aiguilles auxquelles sont sans cesse exposées les femmes qui passent leurs journées à des travaux de couture.

Chez les morphinomanes la peau qui reçoit le plus souvent les piqûres est rugueuse, épaisse, parsemée de points de coloration foncée ou quelquefois rose comme chez les cocaïnomanes en particulier. Ces points examinés séparément à la loupe sont nettement surélevés, ombiliqués, et par leur nombre ne laissent aucun doute sur leur origine.

CHAPITRE VII

I. — *La morphinomanie est curable.*

Tout en se gardant d'un optimisme exagéré, on peut cependant affirmer que la morphinomanie est essentiellement curable. Il convient de faire évidemment la part de certains cas où les causes déterminantes de l'habitude persistant, le retour au poison devient en quelque sorte fatal.

Ceci posé, on peut au point de vue de la curabilité de l'habitude diviser les malades en deux catégories : d'une part ceux qu'il faut priver de leur poison ordinaire, et, d'autre part, ceux dont il faut respecter l'intoxication tout en la maintenant dans certaines limites. S'il était besoin d'exemples, je dirais que le devoir du médecin est de tenter la guérison du morphinomane d'origine euphorique, se complaisant dans son habitude parce qu'il y trouve la griserie ou au moins l'oubli des déceptions inséparables de l'existence, ou encore de celui qui s'étant piqué pour soulager des névralgies ou des douleurs transitoires passagères, ne sera plus tourmenté par ces mêmes souffrances, le jour où il cessera ses injections. Tandis que dans cas d'ataxie par exemple, de cancer inopérable, de toute affection chronique où la morphine est devenue indispensable, où l'habitude qu'elle développera est cent fois moins grave que le mal devant résulter d'un état continuel de souffrances aiguës, le médecin doit respecter l'habitude toxique, en la contenant dans une certaine mesure.

« J'ai à vous faire, disait le professeur Ball, dans une récente leçon à la clinique de Sainte-Anne, un aveu un peu scabreux. Je crois qu'il y a des morphinomanes qu'il ne faut pas guérir. La morphinomanie est une affection curable, au moins neuf fois sur dix. Mais pour le dixième malade la morphine est devenue un stimulant si nécessaire qu'à mon avis il vaut mieux le continuer dans la modération que le guérir. Je crois même qu'il peut être du devoir du médecin de ramener lui-même un malade à l'usage de la morphine. »

Peut-être les conséquences de cette théorie pourraient-elles porter plus loin que ne le désire le savant professeur, et beaucoup de morphinomanes seraient trop heureux d'en profiter.

II. — *Prophylaxie de la morphinomanie.*

Quoi qu'il en soit et à quelque opinion qu'on se rattache, l'appréciation de la conduite du médecin ne relève que de sa propre conscience : il est seul juge en la matière. Son rôle ne se borne pas, d'ailleurs, à réparer le mal déjà fait : il est plus utile de le prévenir, et le traitement prophylactique de la morphinomanie doit être aujourd'hui une de nos principales préoccupations ?

Encore faut-il s'entendre sur les mesures propres à prévenir l'envahissement du mal.

J'ai eu plusieurs fois l'occasion au cours de cet ouvrage, de parler, de la circonspection nécessaire pour le médecin dans l'emploi des injections sous-cutanées de morphine. Il doit, usant d'une scrupuleuse parcimonie, les réserver aux cas où leur emploi est nécessaire, et ces cas se réduisent à deux indications sommaires : douleurs paroxystiques passagères, coliques hépatiques, néphrétiques, souffrances provoquées par une affection organique maligne, à marche douloureuse, telle que : cancer, tabès, cardiopathies, etc., toutes les affections qui condamnent sans appel leurs malheureuses victimes à déposer toute espérance : lasciate, ogni speranza voi ch'entrate, suivant la sinistre inscription du poète Florentin. Ce n'est pas tout : en aucun cas il n'omettra de *les pratiquer lui-même* et ne se croira jamais permis de confier la seringue et la solution à une main étrangère.

Il se souviendra que la pharmacopée ancienne et surtout moderne renferme des calmants précieux, des sédatifs énergiques dont l'emploi ne saurait présenter de dangers comparables à ceux qu'offre la morphine.

Je sais que le médecin largement sollicité par le malade de lui administrer de la morphine en injections serait volontiers considéré comme retardataire s'il s'avisait de lui préférer l'opium et ses préparations ; et tel malade jettera les hauts cris à la pensée d'absorber quelques centigrames d'extrait thébaïque qui acceptera sans hésiter l'enchanteresse consolation d'une piqûre.

Et pourtant, à part la rapidité de ses effets, la morphine, élément isolé de l'opium, est inférieure comme action au médicament complexe d'où elle est extraite.

Peut-être aussi les nombreux principes que l'opium renferme se contrebalancent-ils et annulent-ils par leur réaction mutuelle, leurs effets malfaisants (Zambaco).

Enfin par tous les moyens dont il dispose, il prêchera la croisade contre l'envahissement du fléau qui monte et menace notre génération déjà la proie de l'alcool.

Le pharmacien, de son côté, se souviendra que les conséquences du morphinisme chronique lui sont la plupart du temps imputables. Le morphinomane est presque toujours porteur d'une ordonnance de médecin : c'est celle qui lui fut délivrée à une période de sa maladie où l'emploi du médicament était peut-être justifié. Grâce à quelque subterfuge, grâce aussi à l'ignorance ou à la connivence de quelques pharmaciens, une même ordonnance a pu être renouvelée un grand nombre de fois, assurant ainsi la subsistance du morphinomane pendant quelques mois.

Toutefois il convient de dire que depuis que plusieurs condamnations sévères sont venues servir aux pharmaciens de légitime avertissement, le nombre de ceux qui transgressent la loi, tend de plus en plus à se restreindre.

C'est ce que sont venus affirmer au Congrès de médecine légale tenu à Paris au mois d'août 1889, MM. les Drs Lutaud et Descouts. S'étant livrés à une enquête, à ce sujet, ces savants médecins ont pu s'assurer que les morphinomanes se procurent le poison non plus dans le détail de la pharmacie, mais dans les maisons de droguerie. Les avantages de cette combinaison sont multiples. En effet, non seulement la surveillance et le contrôle du médecin deviennent impossibles, mais la morphine peut être achetée en quantités illimitées, et son prix est sensiblement réduit.

C'est donc le droguiste et non le pharmacien qui alimente aujourd'hui l'habitué de la morphine. A-t-il le droit de le faire ?

L'ordonnance de 1846 qui régit la manipulation et la vente en gros des toxiques permet en effet aux maisons de droguerie de vendre les substances vénéneuses. La seule restriction imposée aux droguistes est qu'ils doivent inscrire sur leurs livres le nom et l'adresse de l'acheteur.

On conviendra qu'une telle garantie est parfaitement insuffisante. Il est urgent de réformer les règlements concernant la vente de la morphine par les maisons de droguerie.

Il me semble que rien n'est plus aisé que d'imposer aux droguistes de ne vendre certains produits et en première ligne la morphine, qu'aux pharmaciens.

Je ne fais que mentionner le commerce secret et coupable de la morphine; il se fait partout clandestinement et il faudrait pour le réfréner, la sévérité d'un Dracon.

Il est un procédé fréquemment employé par les morphinomanes pour se procurer leur dose toxique habituelle : ils font leurs ordonnances eux-mêmes et les signent du nom d'un médecin. Il s'agit là d'un véritable faux contre lequel la justice est armée. On ne peut s'empêcher, devant cette possibilité, d'émettre le vœu que le pharmacien qui va délivrer de la morphine s'assure de l'authenticité de l'ordonnance. Celle-ci devrait toujours quand il s'agit de substances toxiques être rédigée sur un papier spécial au médecin qui l'a établi, portant imprimés son nom, son adresse. Il aura soin de signer lisiblement et se gardera bien d'inscrire la trop fameuse mention : à renouveler, qui a permi à tant de malades de devenir tributaires de la morphine.

On ne peut qu'applaudir à la proposition de MM. Lutaud et Descout qui demandent que le pharmacien soit tenu d'inscrire l'ordonnance prescrivant de la morphine non seulement sur le livre d'ordonnances mais sur le livre de police. On pourrait, ainsi exercer un double contrôle et les précautions imposées au pharmacien ne pourraient que stimuler sa vigilance.

On a, depuis longtemps, discuté la question de savoir si l'ordonnance était ou non la propriété de celui à qui elle avait été délivrée, et si le pharmacien pouvait être autorisé à la garder. La loi se tait à cet égard, et c'est à nous de l'interpréter. Pour ma part je suis d'avis que toute prescription comportant la délivrance de toxique devrait être conservée par le pharmacien qui remettrait à son client une copie certifiée conforme par lui.

Je ne sais si au nombre des mesures prophylactiques qui incombent à l'autorité on ne pourrait ranger la fermeture des cercles. des lieux de réunion où les pratiques funestes de l'opium et de la morphine sont en honneur.

Récemment, un article du *Figaro* (16 mars 1891) nous initiait à la façon dont vivent et se comportent à Paris les Chinois qui l'habitent. La colonie Céleste, peu nombreuse ici, se partage sans exception en deux grandes catégories : les gens de marque, les marchands.

Ceux-ci vendent uniquement du thé et des bibelots : il en est un pourtant qui se fait quelques revenus en réunissant chez lui les Européens retour du Tonkin et de la Chine, qui n'ont pu se déshabituer des paradis artificiels de l'opium.

Il y a dix-huit mois, l'*Echo* de Londres publiait un

intéressant article sur la colonie des Célestes qui est installée dans le voisinage des docks de cette ville. Il s'étendait surtout sur les boutiques chinoises où l'on fume l'opium.

Les Chinois et les Chinoises ne sont pas seuls à se livrer à ce vice : il y a aussi des Anglais et des Anglaises qui en ont la passion. Le rédacteur de l'*Echo* a trouvé dans un de ces bouges une de ses compatriotes qui, mariée à un chinois, patron d'un de ces établissements, a fini par succomber à la terrible tentation. Elle ne put en guérir malgré tous ses efforts. Voici comment elle raconta l'histoire de sa chute :

« Quand j'arrivai ici je trouvai cela terrible et cela me faisait horreur. Mon mari, puis d'autres me dirent : Essayez. Enfin j'y goûtai : puis encore et encore, car vous ne savez pas comme c'est bon l'opium et je finis par en désirer encore et toujours. Je ne pouvais plus m'en passer sans éprouver d'épouvantables douleurs. Je ne pouvais ni manger ni boire si je n'avais pas fumé de l'opium ; mais je savais que je me tuais et je pris une résolution hardie. Je partis pour la campagne et je restai auprès d'une tante où je savais ne pas trouver d'opium.

Mes souffrances pendant ces trois semaines furent quelque chose d'horrible, puis il me sembla que j'étais guérie. Naturellement il m'a fallu revenir ici ; c'est comme si l'on avait envoyé un ivrogne corrigé dans une taverne. La tentation était trop forte. Les fumées de l'opium surmontèrent ma résolution, et je recommençai. Je tâchai, oh ! de toutes mes forces, de me guérir en en prenant moins, mais ma volonté faiblit. Je ferais tout au monde pour échapper à l'opium, mais c'est impossible tant que je resterai ici. »

Dans certaines contrées du Nord de la France on donne des soirées à morphine comme en Angleterre des soirées à thé.

Enfin, aveu autrement pénible pour notre dignité nationale, il existerait, paraît-il, en plein Paris, des clubs de morphinomanes, des instituts où les injections de la pernicieuse solution sont pratiquées et servies par des agents spéciaux.

Nous lisons dans *Das Neue Blatt*, n° 6, 1888 :

Le morphinisme à Paris. — Ce n'est déjà plus un secret pour personne que beaucoup de dames à Paris portent sur elles une seringue mignonne, pleine de morphine, et se servent de ce gracieux jouet pour se faire, quand elles se croient inaperçues, des piqûres au bras ou au poignet. Mais bientôt ces petits dosages ne suffisent plus à celles qui sont tombées dans ce vice, à stimuler leurs nerfs abrutis. Alors elles ont recours à ces instituts de morphine, récemment établis, où des vieilles femmes, sous la dénomination de « morphineuses, » en font un métier, et pratiquent à leurs clientes, selon les règles de l'art, des injections dans la poitrine et aux bras, etc.

Un noble hongrois, qui a habité Paris pendant quelque temps, nous raconte les détails suivants d'une visite rendue à un de ces établissements.

— Il n'y a pas longtemps une dame de ma connaissance me pria de l'accompagner dans un institut de morphine, où je fus témoin des suites terribles de cette pernicieuse habitude.

Nous allâmes en voiture dans un quartier désert de la ville, où la dame, après avoir renvoyé le cocher à l'entrée d'une sombre rue, continuant le chemin à pied, finit par s'arrêter devant une maison sans apparence.

Nous agitâmes la sonnette, et après avoir rectifié le billet d'entrée que la dame lui présentait, une domestique nous fit entrer.

On nous ouvrit l'appartement de la morphineuse et, après avoir parcouru un long corridor, nous entrâmes dans la spacieuse salle de réception, au milieu de laquelle la rougeur seule d'un fourneau brûlant éclairait le vaste espace. Le long des murs étaient placés des divans recouverts de coussins mollets et sur lesquels des femmes étaient assises ou accroupies, et toutes sans exception, me firent une impression repoussante. Leurs orbites étaient creuses ; les yeux ternes, le teint mat et cadavérique, elles étaient à se regarder avec mutisme et sans rire, et quelques-unes étaient secouées de convulsions involontaires.

L'une d'elles tenait une cigarette éteinte entre les lèvres et balançait ses bras dans l'air, une autre murmurait des paroles inintelligibles, pendant qu'une troisième hurlait et criait tellement que mon sang se coagulait dans mes veines. Une blonde richement vêtue avait décroché la partie supérieure de son habit et tenait la main pressée sur sa poitrine blanche et amaigrie.

Tout d'un coup une grande porte s'ouvrit, une gerbe de lumière resplendissante se répandit dans la pièce voisine de la triste salle de réception, et une femme admirablement belle vint la traverser d'un pas leste et élastique. Ses lèvres étaient empourprées, ses yeux vifs et radieux. « Bientôt, » disait tout bas ma compagne, « une autre de ces cargaisons lamentables en sortira aussi belle que celle que vous venez de voir. »

Toutes les dames se levèrent et se précipitèrent comme des furies, sur le seuil de la chambre voisine où une vieille femme était debout qui, enveloppée dans un châle des Indes décoloré, une lampe dans la main, suivait du regard avec une expression de contentement, la dame qui allait sortir.

« C'est à mon tour, » s'écrièrent les impatientées en se heurtant les unes contre les autres et cherchant à pénétrer. A la fin la vieille prit une dame par la main et la conduisit dans sa chambre. Avant que la porte se refermât sur elle ; je l'entendais s'écrier : « Au moins, Madame Claire, mais pour le moins, trois piqûres après chaque bras. »

C'est ainsi que la *morphinomanie clandestine* se développe à l'ombre de la civilisation et du progrès ; ses effets pernicieux paralysent l'esprit, détruisent le corps. Les pouvoirs publics sont avertis. Puissent-ils se trouver suffisamment armés pour endiguer le fléau !

On a maintes fois proposé de charger d'impôts la vente de la morphine : d'en faire hausser le prix de vente à ce point que comme le trop fameux remède de Koch elle ne devienne plus abordable qu'aux gouvernements et aux riches.

Je ne pense pas que ce moyen soit réellement efficace : la fraude, si facile déjà, ne manquerait pas de s'exercer vis-à-vis du toxique, et le remède serait pire que le mal, car la ruine arriverait plus vite aux malheureux morphinomanes, et voilà tout. D'ailleurs, considération autrement sérieuse, la distinction entre le morphinomane et le malade à soulager étant impossible dans la pratique, celui-ci payerait pour celui-là, ce qui ne serait pas juste.

Non, nous ne devons compter que sur les moyens persuasifs d'ordre moral : il faut faire pénétrer dans les masses, jusqu'au foyer, dans l'entourage des malades, cette conviction que le soulagement obtenu à l'aide d'injections de morphine est plein de dangers pour l'avenir. Il faut susciter les craintes légitimes des malades, et les entretenir dans cette idée qu'ils peuvent être porteurs d'une prédisposition originelle ou acquise à devenir morphinomanes que le médecin n'a pas le droit de réveiller.

Il faut, à tout prix, détruire ce préjugé fort répandu parmi les gens du monde et même les médecins qui s'imaginent que pour être morphinomane il est indispensable de prendre chaque jour une dose considérable de morphine ; qui vous disent que l'alcaloïde injecté, par petites quantités, d'une façon continue, ne constitue qu'un léger abus et ne pourrait conduire au morphinisme. C'est l'avis auquel se rangent tous les tributaires de la morphine quand vous êtes arrivé à réduire leur dose quotidienne à quelques centigrammes. Je pourrais en prendre toute ma vie une quantité aussi peu élevée sans inconvénient, disent-ils, espérant fléchir le médecin par ce raisonnement, et l'amener à rescipiscence.

Il faut bien se pénétrer de ceci que le chiffre est peu de chose en comparaison du *besoin* impérieux et de l'habitude chez les morphinomanes. Tel sujet éprouve avec une dose quotidienne de un centigramme les mêmes accidents que tel autre avec un gramme ou deux grammes par jour.

J'ai hâte d'arriver au traitement curatif de l'habitude la plus tyrannique qui soit au monde et dont il est le plus difficile de s'affranchir.

La tâche est lourde au médecin qui se la voit imposer ; toute sa science est nécessaire avec tout son tact et l'autorité de sa personne. Il n'est aucun traitement qui réclame autant de perspicacité, et d'aussi sérieuses qualités de sang froid, de fermeté alliées, à une inépuisable bonté et à une douceur capable de résister aux pires impatiences.

III. — *Les diverses méthodes de traitement.*

Plusieurs méthodes sont en présence, qui ont, chacune, donné de bons résultats à ceux qui les mirent en honneur. Il s'agit de les appliquer avec intelligence et discernement, se guidant pour les adapter à chaque morphinomane, sur sa constitution, son tempérament, l'époque à laquelle remonte son habitude, l'état de délabrement physique auquel il est arrivé. En un mot, il faut se garder d'accepter ou de rejeter, systématiquement, tel ou tel des trois procédés suivant lesquels on guérit l'intoxication chronique par la morphine.

Ils se réduisent en somme à une seule opération : la suppression du poison habituel. Seulement cette suppression peut se faire brusquement, — elle peut être lente — ou bien suivant un moyen terme entre les deux manières extrêmes, elle peut être demi-lente.

Le but ultime étant de priver l'organisme d'un stimulant devenu nécessaire en raison de l'habitude qu'il a contractée de le recevoir, les trois procédés y conduisent, plus ou moins rapidement, mais ils infligent au malade des souffrances plus ou moins violentes ; ils provoquent dans l'organisme des réactions fort variables dont les unes peuvent aller jusqu'à menacer la vie elle-même.

Le choix, entre ces trois méthodes, de celle qu'on

adoptera, présente, comme on le voit, une importance capitale.

La méthode de *suppression brusque* dite méthode de Levinstein parce que ce médecin l'a mise le premier en honneur, consiste à priver tout d'un coup le morphinomane de son toxique. Elle ne peut se faire qu'à l'intérieur d'une maison de santé, et elle nécessite une surveillance rigoureuse de toutes les minutes. Il est nécessaire de couper toute espèce de communication du malade avec l'extérieur. Dès son arrivée à l'établissement il est immédiatement placé dans un bain : ses vêtements sont changés, les moindres détails de sa toilette sont scrupuleusement examinés, aucun objet ne lui est laissé entre les mains sans avoir au préalable subi une inspection minutieuse. Les livres, les brosses, les menus objets, tels que porte-cigares, pendules de voyage, sont soupçonnés de renfermer le précieux alcaloïde. Les semelles de souliers, les pantoufles, les cuirs des chapeaux sont visités avec soin.

Placé à son arrivée dans une cellule il doit garder le lit : confortablement nourri, il se gardera de faire aucune réclamation : elle ne serait pas écoutée.

Habituellement le premier ou les premiers jours se passent sans incident notable. Le morphinomane a le soin de prendre avant d'entrer dans l'établissement la dose de luxe qui lui permet de ne pas trop souffrir de la suppression brusque.

Généralement, au bout d'un temps variable, suivant les sujets, éclate un véritable délire maniaque, avec agitations, violences, imprécations, supplications. Le malade s'en prend aux objets qui l'environnent; aussi, les meubles, le lit, la chaise longue sont-ils fixés au mur ou au parquet. Les portes sont closes, les fenêtres grillagées. L'éclairage, le chauffage sont hors de la portée du malade.

On comprend l'importance du personnel : gardes, gens de service, etc..., en cette occurrence. Constamment sur pied il leur faut déployer en même temps qu'une grande douceur une fermeté inébranlable.

Cet état dure d'ordinaire plusieurs jours, de 5 à 12, pendant lesquels les crises surviennent en s'éloignant et en diminuant d'intensité. Chez les uns la guérison suit : les autres tombent dans l'adynamie, le collapsus, et des soins spéciaux et rapides deviennent nécessaires, en face de cet état nouveau, qui met en danger la vie du morphinomane.

Applicable à certaines constitutions robustes, chez qui l'intégrité des organes de la circulation a été nettement constatée, dont l'excitabilité du système nerveux cérébro-spinal n'est pas exagérée, cette méthode brutale trouve très rarement son indication. Il faut au médecin une certaine audace pour la tenter, même lorsque les conditions que je viens de signaler se trouvent réunies.

M. Christian a rapporté à la Société médico-psychologique (séance du 26 novembre 1888), un exemple très caractéristique de suppression brusque obtenue dans son service de la maison nationale de Charenton. Il s'agissait d'un jeune morphinomane ayant déjà subi plusieurs traitements antérieurs. Un jour, il fut pris à la suite d'excès du poison d'hallucinations de la vue et de l'ouïe : il prenait à ce moment 2 grammes de morphine par jour. A la suite d'une tentative de suicide par pendaison, il fut placé à la maison nationale de Charenton. Il y arriva dans un état d'émaciation et de cachexie avancées, porteur d'abcès en pleine suppuration. M. Christian après s'être assuré qu'aucun organe n'était malade lui supprima brusquement sa morphine. Il le soumit au repos au lit, lui donna du lait à discrétion, un litre de café noir par jour, un litre de thé au rhum, alimentation à volonté. Le pouls devint petit, s'éleva à 120. Les urines devinrent rares : des vomissements, de la diarrhée, une insomnie complète, des fourmillements dans les membres, des contractions, de violentes douleurs épigastriques complétèrent le tableau classique de l'abstinence. Deux jours après le malade se sentait mieux, et commençait à manger. Au bout de 6 semaines, il quittait l'établissement, complètement guéri.

Je ne saurais trop insister sur ce point que les dangers inhérents à la suppression brusque sont tels que la responsabilité assumée par le médecin qui ose la risquer est considérable.

Toutefois, la suppression brusque et radicale est indiquée dans le cas où on a piqué à la morphine un rhumatisant, un névralgique pendant plusieurs jours de suite. Les douleurs ont cessé : la dose quotidienne est restée minime : il ne faut pas hésiter à soustraire sans retard le malade à l'habitude du poison.

La même méthode est applicable aux aliénés, quand même on aurait employé des doses massives : je me suis expliqué ailleurs, au cours de cet ouvrage, sur l'innocuité de la privation brusque et complète de la morphine, chez eux. Evidemment, l'absorption de l'alcaloïde était incomplète, ou même nulle. Les troubles de la nutrition sont tellement accusés chez l'aliéné que la morphine ne pénètre pas dans l'économie au sens propre du mot. On ne saurait expliquer autrement : 1° son défaut de réaction vis-à-vis de quantités de morphine exagérées ; 2° l'absence de symptômes d'abstinence, en face d'une suppression immédiate sans transition.

La suppression lente n'inflige au patient que peu de souffrances. Mais la durée du traitement est considérablement prolongée : Dans les cas ordinaires il faut l'estimer à deux mois environ. La morphine est diminuée progressivement, insensiblement : les premiers jours cependant, on peut porter un grand coup et supprimer brusquement d'assez fortes doses ; on se souviendra que les derniers centigrammes sont les plus difficiles à supprimer ; que tel morphinomane habitué à un gramme par jour peut être brusquement privé de 50 centigrammes en trois jours, sans souffrir.

Pour suivre ce traitement, point n'est besoin d'une installation spéciale en principe : le domicile du malade, un hôtel, sont tout indiqués, à la condition que la surveillance de l'entourage soit sérieuse et effective, et à la condition surtout que la volonté de l'habitué de la morphine soit formelle et sans réticence, ce qui est véritablement l'exception.

Dans la pratique on s'aperçoit vite que ce mode de suppression ne donne que de piètres résultats : le manque absolu de contrôle, le défaut d'énergie patiente de la famille, de l'entourage, des domestiques, etc., créent d'invincibles obstacles à la guérison.

Arrivés à une certaine période, vers la fin du traitement, alors que les derniers centigrammes ne suffisent plus à produire la stimulation vitale à laquelle leur organisme a été habitué, les troubles multiples signalés dans le traitement par suppression brusque, se produisent, atténués, soit, mais énervants par leur durée, et enlevant au malade le courage nécessaire pour mener à bien sa guérison. En sorte que le bénéfice de sa cure se trouve compromis, et s'il est en liberté, il trouve le moyen de se procurer de la morphine et perd toute chance de guérir.

Se trouve-t-il à l'intérieur d'un établissement spécial ? Le temps exigé pour les diminutions étant trop considérable il ne peut plus y rester à titre de convalescent ; sitôt les derniers milligrammes de morphine supprimés, il se soustrait à la surveillance médicale qui lui était indispensable et sa guérison trop jeune ne l'a pas prémuni suffisamment contre les tentations qui vont l'assaillir. Il se piquera de nouveau.

Un *troisième procédé* s'offre, heureusement, qui est le plus pratique et le plus usité, aujourd'hui, surtout en France. Erlenmeyer, en Allemagne, l'a, dit-on employé, le premier, et il porte le nom de Méthode d'Erlenmeyer. Elle ne peut se pratiquer que dans une maison de santé.

Ce procédé constitue un moyen terme entre les deux premiers : suivant la dose qu'il s'agit de supprimer, il demande environ 8 à 15 jours. Pendant les trois premiers jours, une diminution importante est réalisée : la ration de luxe se trouve ainsi brusquement suspendue : reste la dose d'entretien qu'on diminue graduellement jusqu'à suppression totale.

On a grand soin de réserver les principales injections pour le soir, de façon à procurer au patient le calme de la nuit, sans lequel toute guérison reste aléatoire, et pour l'heure du principal repas, en se souvenant de ce principe que le morphinomane digère avec la morphine.

Quant au procédé technique suivant lequel doit s'opérer la diminution, il n'est pas indifférent de savoir qu'on doit d'abord conserver au morphinomane le nombre des injections quotidiennes en diminuant progressivement le titre de la solution. On arrive peu à peu à injecter de l'eau distillée qu'on a soin de colorer très légèrement avec une goutte ou deux de laudanum.

Ces diminutions seront faites à l'insu du malade. D'ordinaire, quel que soit le nombre de piqûres que se pratique le morphinomane, je le réduis dès le premier jour, à trois : une le matin, la deuxième vers 3 heures de l'après-midi, la troisième au moment de se coucher. J'injecte à ce moment une solution plus concentrée et c'est celle-ci que je supprime la dernière.

Détails de la méthode. — Il faut considérer comme une règle que les piqûres soient faites à des heures régulières : n'écoutons pas la déclaration ou la prière des malades, quelque raisonnables et fondées qu'elles nous paraissent. Ils acceptent aisément les programmes des réductions en ce qui concerne les quantités, mais quand il s'agit de fixer les heures des piqûres ils vous disent que leurs besoins variant avec les circonstances, ces heures ne peuvent être fixées, qu'ils pourraient recevoir une piqûre, alors que le besoin ne s'en fait pas sentir, ou qu'au contraire ils en seront privés quand ils en auront besoin.

La réponse du médecin est facile : elle est dictée par les circonstances mêmes. La vie monotone et *régulière* que l'habitué de la morphine va mener dans l'établissement, régularisera le besoin.

Les repas seront pris à des heures fixes, le repos commencé à heure militaire. On évitera avec grand soin ces repas pris la nuit, composés de mets irritants, quelquefois même extravagants.

Le malade se couchera de bonne heure ; sa lumière sera éteinte sitôt qu'il sera au lit. La plupart des morphinomanes ont l'habitude de lire une fois couchés : le

Dr Jennings insiste avec raison sur les dangers de cette habitude. Ils lisent, disent-ils, parce qu'ils ont de l'insomnie. Mais leur lecture tend justement à augmenter l'insomnie. Le bienfait procuré par la piqûre du soir doit servir à calmer l'éréthisme du malade : la lecture l'exaspère au contraire. La contre-indication est formelle. Leurs yeux se fatiguent ; les centres intellectuels s'épuisent ; la vitalité factice produite par l'injection se dépense mal à propos. Que le morphinomane ne lise jamais au lit.

Voilà, résumés à grands traits, les trois manières principales suivant lesquelles on peut diriger le traitement de la morphinomanie. Aucune ne permet de soustraire complètement le morphinomane aux tortures de l'abstinence. Aussi dans le but d'atténuer ces tortures, les médecins spécialistes ont-ils, depuis longtemps, cherché à substituer au stimulant habituel, un autre agent capable de calmer les malaises, de supprimer l'agitation et de rendre en particulier au muscle cardiaque la tonicité qui lui manque.

Les trois périodes du traitement. — M. Jennings dont l'autorité en matière de morphinomanie n'est contestée par personne, divise le traitement en trois périodes. La première période s'étend depuis le moment où on commence la réduction, jusqu'au moment où il devient nécessaire de lutter contre les phénomènes de dépression cardiaque qui suivent la réduction, quand elle est poussée un peu loin. Ces phénomènes — il est fort intéressant de les constater — surviennent toujours quand on arrive à la dose de dix centigrammes, quelle que soit la quantité que le malade soit habitué à prendre quotidiennement.

Pendant cette première période M. Jennings ne préconise aucun stimulant à substituer. Je suis parfaitement de son avis, je ne donne, à cette période initiale du traitement, que du bromure de sodium du chloral, et souvent de la picrotoxine.

Avec la seconde période commence l'indication des toniques ; la dose de morphine déjà fort réduite ne suffit plus à l'entretien de l'excitation artificielle qui soutient le malade. C'est à cette période que l'imagination inventive des médecins, s'est donné libre carrière.

Le procédé d'élimination par substitution. — Burkart fait prendre à ses patients de l'opium par la voie de l'estomac, du rectum, ou en injections hypodermiques. En Allemagne, l'alcool est largement ordonné. L'ivresse par l'alcool remplace ainsi l'ivresse morphinique. Dans les établissements spéciaux d'Allemagne on tolère les spiritueux à discrétion : bière, Champagne, Bordeaux, etc...

La cocaïne a été chaudement vantée comme curatif de la morphine. En réalité, c'est ajouter une intoxication à une autre, et non opérer une substitution : cette nouvelle intoxication est, d'ailleurs, infiniment plus redoutable que l'autre. La cocaïne détermine dans la sphère psychique les troubles fonctionnels les plus graves : le délire, les hallucinations, la perte de la mémoire, et jusqu'à l'inconscience de la personnalité. Elle provoque des désordres considérables du côté de la sensibilité périphérique : analgésies, troubles inhibitoires de la vision, de l'audition ; du côté de la motricité : hyperexcitabilité musculaire, convulsions, attaques épileptiformes, etc.

Les effets de la cocaïne sont cent fois plus pernicieux que ceux de la morphine et on se demande par quelle aberration cette substance éminemment dangereuse a pu jamais être conseillée par des médecins ; outre les désordres que je viens de citer elle détermine une paralysie des vaisseaux sanguins. Sous son influence, le pouls augmente de fréquence ; elle abolit la contractilité artérielle et le retentissement de cette action hyposthénisante se fait sentir sur le cœur.

La respiration est angoissée : des sueurs diffuses se montrent bientôt : un état syncopal se développe tellement pénible qu'il donne au malade la sensation de fin prochaine. Le résultat pour le cœur et le poumon est le même que celui de la section des pneumogastriques.

L'amaigrissement survient rapidement chez les cocaïnomanes quand bien même leur appétit se trouve conservé. Leur aspect extérieur est bien plus délabré que celui des morphinomanes. Leur teint est blafard et leur physionomie cadavérique.

Ils ont perdu le sommeil : leur sensibilité cutanée et sensorielle est troublée, pervertie ; ils ont la sensation de milliers de vers rampant sous leur peau. Des illusions diverses, des hallucinations surviennent toujours quand la durée de l'intoxication se prolonge, et un véritable délire hallucinatoire en est la conséquence. Il affecte en général la forme du délire des persécutions.

Leur mémoire est diminuée et l'affaiblissement des facultés intellectuelles et sensitives est l'affaire de quelques semaines ; leur impuissance intellectuelle se révèle particulièrement dans le manque de volonté bien plus marqué que chez les morphinomanes et dans la longueur interminable de leur conversation et de leur correspondance.

En un mot la promptitude foudroyante avec laquelle la cocaïne produit ses désastrueux effets fait de cette substance un excitant cent fois plus redoutable que la morphine, et il convient de la proscrire absolument du cadre des succédanés destinés à combattre l'habitude morphinique.

En raison de l'antagonisme préjugé de la belladone et de l'opium, quelques médecins crurent trouver le secret de la guérison des morphinomanes en leur administrant de l'atropine. L'action de cette substance sur la pupille fut quelquefois très nette, la mydriase remplaça le myosis morphinique, mais les souffrances de la privation ne furent pas calmées par l'agent antagoniste.

Le haschisch, la noix vomique, la caféine, ont donné tour à tour chez certains malades d'heureux résultats. De là à généraliser leur emploi il y a loin : ils se sont plusieurs fois montrés infidèles entre nos mains. Cependant l'extrait de cannabis indica administré *à larges doses* m'a été utile dans un cas de morphinomanie avancée.

Je me suis servi non sans succès dans plusieurs cas de morphinomanie avancée de *phosphate de codéïne* administré en injections sous-cutanées.

Je le recommande particulièrement : il calme l'éréthisme nerveux de l'abstinence, sans laisser à sa suite la sensation de lourdeur provoquée par la morphine. Je crois volontiers que les injections de cette substance synergique à la morphine pourraient être pratiquées dès le début du traitement. Sa suppression est facile ; l'état de besoin n'est pas engendré par son usage.

Peu usité dans la pratique, chez nous, il est appelé à rendre de réels services contre les affections douloureuses passagères sans faire courir au malade les dangers inhérents à l'usage de la morphine.

Il est administré à la dose de 10 à 50 centigrammes par jour.

L'emploi de la strophantine comme tonique du cœur est fort recommandable. On peut l'administrer, soit sous forme de potion selon la formule de Rothziegel :

Strophantine. . . . 0,003-0,005 milligr.
Eau distillée. . . . . 10 grammes.

Dont on prend toutes les deux heures X-XX gouttes, soit en injections sous-cutanées, méthode préférable, à la dose de un demi-milligramme.

Sous l'influence de ce médicament, l'énergie des battements cardiaques s'accuse en peu de temps, le pouls se régularise, la dyspnée s'améliore.

La diurèse est peu abondante, l'action de la strophantine ne portant guère sur les reins : on peut donc l'administrer sans danger pendant plusieurs semaines de suite.

En prenant les précautions antiseptiques aucun phénomène irritatif général ou local n'est à craindre.

Les toniques du système circulatoire. — La spartéine permet aussi de combattre l'état syncopal si grave qui survient chez les morphinomanes quand on vient à les priver d'une quantité notable de leur stimulant habituel. Une piqûre de 0,04 centigrammes pouvant être répétée au besoin, relève le pouls au bout de quelques instants et les malaises disparaissent. Suivant l'expression des malades, ce médicament leur *donne du cœur.* Les indications des tracés sphygmographiques démontrent combien cette expression familière est rigoureusement exacte au point de vue du fonctionnement physiologique du cœur.

Le sulfate de spartéine augmente l'énergie contractile du cœur; il régularise son rythme ; il agit avec une grande rapidité, et possède une persistance d'action considérable. Ce sont là des propriétés qui rendent extrêmement précieux son emploi dans la période d'abstinence des morphinomanes et en font un médicament de choix.

Les malades en traitement doivent cependant être avertis qu'à la suite des injections de spartéine ils sont susceptibles de ressentir des bourdonnements d'oreilles, accompagnés d'une sensation de resserrement, de constriction du crâne ; des frissons, le hoquet, une sensation de refroidissement peuvent être également éprouvés.

On se gardera, en raison des propriétés diurétiques de la spartéine, d'en administrer le soir au moment du coucher.

La nitro-glycérine ou trinitrine a été vantée par M. le D\ Jennings. Au dire des morphinomanes ce médicament produirait une sensation de chaleur et de bien-être très comparable à celle que l'on éprouve après une piqûre de morphine.

Des tracés du pouls pris après l'application de nitro-glycérine semblent indiquer que le coup de fouet ressenti par les malades est bien réel et plus profond que ne le ferait supposer la faible dose du remède.

On administre à la fois deux gouttes de la solution alcoolique de Billaudot au centième. M. Jennings s'est également servi des tabellœ nitro-glycerini de la pharmacopée anglaise au demi-milligramme.

M. Jennings propose encore comme tonique et stimulant l'extrait fluide de Kola ; je m'en suis servi dans un seul cas avec un succès très relatif.

Le morphinomane produit peu de force à cette période : il convient de restreindre ses dépenses au taux de ses recettes. Le repos absolu est indiqué, mais il présente de réelles difficultés dans la pratique, en raison de cet état d'irritabilité, d'excitation continuelle dont j'ai signalé plus haut l'importance. Le morphinomane est perpétuellement agité, a besoin de mouvement, ne tient pas en place, et dans de telles conditions il est aisé de comprendre que la prescription du repos est souvent irréalisable.

Cependant le Dr Playfair déclare (1) avoir obtenu la guérison de morphinomanes endurcis, par les procédés de repos absolu. Il diminue progressivement la dose de morphine, en même temps qu'il les maintient dans un repos complet, isolés, et qu'il les fait masser et suralimenter. Il ne leur administre aucun médicament.

Il affirme que dans tous les cas qu'il a eu à traiter les malades ont bien guéri, sans trop de souffrances, et il explique ses succès à l'aide de son procédé en disant que les morphinomanes ont perdu toute énergie morale ou physique et que son traitement les dispense justement de toute dépense de forces.

La troisième période commence au moment où on supprime définitivement les piqûres. La dépression cardiaque est poussée alors à son maximum et le médecin doit lutter énergiquement contre elle. Cette adynamie cardiaque est constante : il suffit de prendre le tracé sphygmographique de n'importe quel morphinomane pour le constater. Dès qu'on a fait une injection le cœur retrouve sa vigueur : la morphine agit donc à la façon d'un tonique du cœur. C'est ainsi qu'on fut amené

---

1. *Journal of mental science*, London, juillet 1889.

à employer à son lieu et place des substances possédant un effet analogue : nous venons d'étudier leurs principales indications.

Les soins nécessités par les accidents divers, inséparables de cette période ultime du traitement, ressortissent à la thérapeutique générale.

Contre les vomissements on emploiera suivant les cas, les boissons glacées ou très chaudes, le calme, la position horizontale, le café noir alcoolisé. On administrera l'extrait de belladone. Charkey a cité dans le journal anglais : *The Lancet* décembre 1883, l'observation d'un morphinomane traité par la suppression brusque, dont les vomissements furent efficacement combattus par l'extrait de belladone.

La diarrhée sera soignée à l'aide des désinfectants du tube digestif : naphtol ou salol et salycilate de bismuth à haute dose. Longtemps avant que M. Féré eut vanté les propriétés si remarquables de ces substances médicamenteuses contre les accidents de bromisme, je les administrais à mes morphinomanes et je dois certifier ici qu'ils me donnèrent toujours les plus heureux résultats.

Dans certaines diarrhées plus sérieuses et ayant résisté à cette médication désinfectante, l'extrait d'opium, à haute dose, est nettement indiqué.

Contre les accidents de collapsus : on réveillera par tous les procédés usités l'excitabilité réflexe des centres nerveux, on mettra en œuvre les révulsifs cutanés les plus énergiques, douches, affusions froides, bains chauds, sinapisation, urtication ; on pratiquera la faradisation de la peau et surtout celle des nerfs phréniques dans le but d'exciter la fonction respiratoire défaillante, on essayera les injections d'éther qui, souvent, se montreront héroïques.

Le médecin n'hésitera pas, s'il croit qu'elle soit rendue nécessaire, à pratiquer une injection de morphine qui, neuf fois sur dix suffira à provoquer le réveil des fonctions près de s'éteindre. En dernier ressort il lui restera la ressource suprême de la transfusion du sang.

Les adjuvants. — Enfin au nombre des *adjuvants* des diverses méthodes du traitement de la morphinomanie, je dois mentionner *l'hydrothérapie* pratiquée chaude ou froide, suivant la susceptibilité nerveuse du malade ; elle sera ordonnée de préférence le matin, sous forme d'affusion, de douches, de lotions aromatiques stimulantes de la peau.

Au même titre, le *bain turc* peut être utile dans la suppression de la morphine : il existe quelque vague ressemblance entre les sensations qu'il provoque et celles que fait naître la piqûre de morphine. Le bien-être qui nous envahit sous son action n'est point sans quelque rapport avec la stimulation congestive générale à laquelle donnent lieu les injections de la solution stimulante.

Le bain turc un peu prolongé et suivi d'un habile massage laisse après lui un état d'apaisement et de calme précieux pour combattre l'agitation inséparable de la période d'abstinence.

Il en est de même, mais à un moindre degré, du *bain tiède*, pourvu qu'il ne soit pas trop prolongé.

Les effets thérapeutiques du *massage* dans la morphinomanie se déduisent de son action physiologique.

Suivant son intensité, la longueur de son application, il augmente ou diminue l'énergie nerveuse : il produit une stimulation ou une dépression, il est excitant ou sédatif.

On se souviendra qu'un léger tapotement met en jeu l'irritabilité des nerfs, que le tapotement rapide augmente la contractilité des muscles, que le tapotement lent et énergique épuise le nerf.

La pression ou l'extension augmentent, jusqu'à un certain point, l'irritabilité du nerf ; au delà de ce point, elle la diminue ou la supprime. L'effet produit dure quelque temps après l'arrêt de la manipulation.

D'après le docteur Jacoby de New-York (1), le massage du cou aurait une action déplétive très énergique par suite de la disposition du système veineux de cette région. Il produit une dérivation générale sur le cerveau et ses enveloppes, et amène rapidement une diminution de la pression du sang dans le crâne ; son action correspond d'une manière générale à celle de la compression sur la carotide.

Outre son action directe sur les terminaisons nerveuses, cutanées et musculaires, le massage possède une influence considérable sur les systèmes sanguin et lymphatique.

Il accélère la circulation lymphatique : produit ou favorise l'absorption des produits pathologiques, morphine entre autres, qui sont poussées dans les voies lymphatiques centripètes.

Exécuté pendant une courte période de temps, il amène jusqu'à un certain point la contraction des vaisseaux, et par suite, une anémie locale. Prolongé un peu plus longtemps, il donne lieu à une dilatation des parois vasculaires et par suite à une hyperhémie locale.

Son action élective sur les vaso-moteurs se trouve ainsi démontrée ; c'est par ce mécanisme qu'il augmente ou diminue la rapidité du courant sanguin.

1. *Jour. of nervous and mental. Dis.*, 1885.

Enfin, il donne naissance à une foule de phénomènes réflexes qui retentissent directement sur la vitalité des éléments nerveux supérieurs. Ne suffit-il pas d'invoquer, pour en pressentir la valeur, les manifestes actions des passes sur la production du sommeil provoqué? Et le massage dans son expression la plus douce qu'est-ce autre chose que des passes magnétiques?

Je conseille volontiers le *bain d'électricité statique ;* son effet sédatif est incontestable : on le prolongera au moins une demi-heure. Dans certains cas il a suffi à dissiper l'insomnie rebelle si pénible de la période d'abstinence et a procuré un sommeil paisible, exempt de cauchemars et de soubresauts musculaires.

Le public a gardé de l'électricité la notion d'un agent éminemment stimulant qui fait contracter les muscles, danser les membres et grimacer la figure. Les médecins savent suivant les circonstances faire de cet agent un moyen de sédation aussi bien que de stimulation.

Le séjour de 40 à 50 minutes sur le tabouret calme le système nerveux, tonifie l'ensemble, relève la nutrition et provoque le sommeil.

La *chaleur*, sous quelque forme qu'elle se présente, possède sur nos morphinomanes une action des plus bienfaisantes. La chaleur solaire leur procure un grand soulagement, et quand le temps est propice on les voit paresseusement étendus sur une chaise-longue, exposés à la stimulante action de ses chauds rayons.

La nuit, ils s'entourent de boules chaudes, et particulièrement de ces poches plates en caoutchouc recouvertes d'une enveloppe de laine épaisse qui s'appliquent exactement et se moulent sur les diverses parties du corps.

Les centres calorifiques sont profondément désorganisés chez eux et la production organique de chaleur se trouve considérablement ralentie. De là l'indication de les placer dans les conditions où ils en perdront le moins possible.

On a proposé depuis longtemps l'*hypnotisme* comme méthode thérapeutique puissante contre l'intempérance morphinique : dans tous les traités et articles spéciaux, cette influence bienfaisante est signalée comme appelée à de merveilleux résultats.

Il faut cependant reconnaître que, en dépit des prétentions de l'école de Nancy, le nombre des personnes capables d'être soumises au sommeil provoqué est, relativement, peu considérable.

Certes, ce serait là une application aussi remarquable par son utilité que le sont la plupart des expériences du magnétisme par leur futilité (Jennings), mais pour peu qu'on s'occupe de thérapeutique hypnotique il est aisé de constater que les suggestions bienfaisantes ne sont jamais acceptées par les sujets quand elles se trouvent en contradiction avec leurs désirs, avec leurs idées préconçues ou même leurs tendances secrètes.

Et puis il est utile de remarquer que l'esprit du morphinomane en état d'abstinence se trouve concentré sur une pensée dominante, hors laquelle le champ intellectuel semble vide et stérile : celle de la piqûre à venir. Un tel état mental est incompatible avec la réceptivité de suggestions extérieures.

Les préparations de *valériane* paraissent d'une réelle utilité : les propriétés antispasmodiques de cette substance sont un peu négligées depuis quelques années, on l'utilisera sous forme de bains ; on administrera l'extrait ou la teinture.

J'ai déjà mentionné les heureux effets obtenus à l'aide du *bromure* (de préférence le bromure de sodium) dans les deux premiers stades du traitement de la morphinomanie. Il ne faut pas hésiter à l'administrer à haute dose.

Le *chloral* présente malgré ses dangers quelques indications, surtout dans le deuxième stade : une certaine audace dans son emploi est également nécessaire si on veut en obtenir le maximum d'effet utile.

Les *alcalins* seront largement administrés sous forme principalement d'eau de Vichy. J'ai toujours vu les morphinomanes en retirer de grands avantages. Il paraît vraisemblable que l'action neutralisante du bicarbonate de soude sur les produits acides d'une combustion incomplète (acide urique, etc...) est surtout efficace.

Les alcalins dissipent en partie la sensation de fatigue, habituelle chez les morphinomanes : on sait que cette sensation est placée sur la dépendance d'un état d'hyperacidité des muscles, et il est tout naturel d'admettre que l'état chimique opposé, l'alcalinité, donnera naissance à une sensation opposée.

Le *lait* est particulièrement indiqué chez les morphinomanes en traitement : non seulement il constitue un aliment de premier ordre, mais ses propriétés diurétiques font de lui un précieux auxiliaire des toniques du cœur. Il excite la sécrétion rénale et augmente la résistance du cœur à la gêne circulatoire. On comprendra de quelle importance est son administration chez les morphinomanes en période d'abstinence si on veut bien se reporter à ce que j'ai dit au chapitre IV au sujet de l'origine urémique des derniers accidents qui marquent cette période douloureuse.

Les *stimulations dynamiques* ont été proposées par

le Dr Jennings comme dérivatif aux sensations pénibles des morphinomanes en état de privation. Il a préconisé dans ce but, la faradisation, le massage, les frictions sèches, les vibrations mécaniques sonores et calorifiques, et les mouvements communiqués ou passifs.

Le savant médecin demande que les morphinomanes en traitement soient occupés et distraits. Il considère même la fréquentation du théâtre et des concerts comme un moyen utile, et c'est à ce genre de distraction qu'il fait allusion par le mot de vibrations sonores.

Quoi qu'il en soit, le but à atteindre est de soustraire le malade à ses obsédantes préoccupations : de faire arriver à son sensorium, par le moyen des nerfs de la sensibilité, soit spéciale, soit générale, une série d'impressions de nature à contrebalancer l'effet de ses sensations automatiques.

Le malade a-t-il le goût du chant? Il faut non seulement le lui conseiller, mais l'exciter à exercer sa voix. La gymnastique respiratoire obligée chez le chanteur développera le champ respiratoire, insuffisamment ouvert chez les morphinomanes en période de privation, contribuera à l'oxygénation du sang et constituera une occupation agréable.

Je ne manque jamais de conseiller à mes malades ces moyens curatifs, tous utiles, à la condition formelle qu'ils ne déterminent jamais la *fatigue*.

Il faut soigner la cause des abus morphiniques. — Ai-je besoin de signaler l'importance qui résulte pour le malade de voir soigner l'affection primitive qui a donné naissance à l'habitude toxique ?

Les douleurs rhumatismales, les névralgies, les gastralgies, les souffrances des organes abdominaux chez la femme, doivent être l'objet d'une attention toute spéciale et réclament un traitement parallèle. On distinguera soigneusement ce qui, dans les symptômes observés, appartient au morphinisme, et ce qui dépend de la maladie antérieure.

La syphilis complique assez souvent le morphinisme chez les hommes ; elle doit être dépistée et énergiquement traitée : non seulement les douleurs qu'elle provoque sont de nature à entretenir l'habitude de la morphine, mais par les altérations nombreuses et profondes qu'elle produit au sein des tissus, elle ajoute à l'effet de l'imprégnation morphinique un élément adventice dont le danger n'a pas besoin d'être souligné.

On la soignera à l'aide du traitement habituel suivant la période à laquelle elle est arrivée ; la stimulation organique produite par la pénétration habituelle du mercure dans l'économie viendra même en aide au médecin pour lui permettre de supprimer la morphine.

IV. — *La séquestration des morphinomanes.*

J'aborde maintenant la question la plus grave et la plus controversée concernant le traitement de la morphinomanie : la question de la *séquestration des habitués de la morphine.*

Nous avons vu plus haut que la suppression lente peut à la rigueur se faire à domicile. Il faut bien se pénétrer de cette vérité, que je crois avoir suffisamment mise en relief, c'est que la volonté est lésée chez nos intoxiqués chroniques. Qu'elle le soit par le fait de l'imprégnation morphinique des centres nerveux ou qu'on ait à soigner des héréditaires marqués de ce sceau spécial de la dégénérescence qui se nomme l'*aboulie*, le résultat est le même. Il convient donc de préserver les morphinomanes contre leurs propres défaillances, de leur enlever toute possibilité de recourir subrepticement pour s'éviter les souffrances de la privation, à des injections pratiquées à l'insu du médecin et pour atteindre ce but, la séquestration s'impose si l'on en croit certains médecins autorisés.

Toutefois, pour M. Jennings la guérison obtenue à l'aide de la séquestration n'est rien moins que définitive. Le morphinomane ne serait pas plus guéri de son habitude par la privation forcée que ne l'est le dipsomane par l'abstention d'alcool pendant un certain laps de temps.

L'intervention de la volonté *active* du sujet, non seulement au début de la cure, mais pendant tout le temps nécessité pour la mener à bien, lui paraît nécessaire.

La première condition de succès dans la guérison des habitués de la morphine, c'est qu'ils soient fermement et résolument décidés à échapper à son esclavage.

Nous devons peu compter sur la guérison de ceux qui ne cèdent qu'à la pression de leurs parents ou de leurs amis. Ils subissent en eux-mêmes une lutte intérieure qui les empêche de se placer *sans réserve* entre les mains de leur médecin ; leur acquiescement n'est pas complet n'ayant pas été spontané au début.

Avec cette théorie la nécessité de la séquestration cesse de s'imposer.

Assurément le sevrage temporaire s'obtient bien plus aisément à l'intérieur d'un asile ou d'une maison de santé qu'à domicile. Mais sitôt le sujet sorti de l'établissement, sitôt que la volonté redevient libre, le danger de rechute est considérable ; en sorte que la guérison radicale ne peut guère être assurée qu'avec le libre consentement et la coopération même du malade.

J'admets bien volontiers que *vouloir* dans le présent soit une garantie sérieuse pour l'avenir, et quelques exemples ont été cités de guérisons de morphinomanes obtenues en liberté, entre autres une fort intéressante de M. le Dr Zambaco (1).

Mais combien de sujets trouveront en eux-mêmes la force nécessaire pour opposer à leurs souffrances, résultat de la privation, une énergique résistance, pour la subir, sans qu'une volonté autorisée vienne s'interposer entre leur impulsion à se piquer et le désir plus ou moins vif, au fond, de se guérir.

Je partage absolument l'opinion du Dr Jennings quand il déclare que notre but à nous médecins qui soignons les habitués de la morphine n'est pas d'arriver à la suppression de la morphine, mais bien à la suppression du désir. Pour l'atteindre, il convient de faire une sorte *d'éducation de la volonté* endormie.

Le morphinomane sentira lui-même que cette rééducation de la volonté n'est pas compatible avec sa présence dans le milieu où il est accoutumé à vivre, près de sa famille vis-à-vis de laquelle il joue le tyran, ou qui peut-être le tyrannise.

Il faut le guider, le diriger, l'aider, soit, mais il me semble nécessaire qu'il s'attribue à lui-même le mérite de sa guérison : sa volonté active est indispensa-

____

1. *Encéphale*, 1884.

ble au maintien de sa guérison, c'est la seule garantie que nous ayons pour l'avenir.

Combien, en effet, réclament, avec insistance, leur traitement à l'intérieur d'un établissement, suppliant qu'on les préserve contre leur propre impulsion à se piquer, implorant qu'on les guérisse, et qui à peine internés cherchent par tous les moyens à rendre leur coercition inutile ? C'est la règle même.

Gardons-nous de voir une ferme résolution de se guérir, chez l'habitué de la morphine qui vient abandonner entre nos mains le privilège de sa liberté : rappelons-nous que le morphinomane est *aboulique*, que c'est précisément la faculté de vouloir qui est la plus lésée chez lui et agissons en conséquence.

Dans cette lutte qui est souvent au-dessus des forces du malade, la discipline inflexible d'une maison spéciale est seule capable de lui *donner la victoire*.

Nécessité de créer des établissememts spéciaux. — Depuis quelques années il s'est fondé à l'étranger des asiles spéciaux pour les morphinomanes (Heilanstalt für Morphiumsuchtige). Le premier a été installé à Schœnberg-Berlin par le Dr Edouard Levinstein ; peu de temps après il en a surgi un second à Gratz en Styrie. En 1889 ce dernier renfermait 300 malades sans compter ceux qui n'avaient pas pu y trouver place et qui se faisaient soigner en ville.

Le traitement est basé sur la suppression immédiate et absolue de la morphine.

Plusieurs établissements semblables se sont fondés en Amérique. On n'y est admis qu'après avoir signé l'engagement de se soumettre aveuglément au régime de la maison quelles que puissent en être les conséquences. Or, ce régime consiste comme à Gratz dans la privation brusque et complète du poison. On renferme les malades dans des cellules semblables à celles des asiles d'aliénés et on les y laisse crier et se débattre à leur aise. S'il survient des accidents compromettants pour l'existence on les traite mais sans recourir à la morphine.

En Angleterre, il n'existe pas de maisons semblables, mais on sait que des asiles spéciaux pour le traitement des alcooliques ont été ouverts depuis quelques années. Les morphinomanes y sont admis et bénéficient de la même méthode curative. C'est une ressource précieuse pour eux.

La France ne possède rien de semblable : ni établissements spéciaux, ni refuge pour la cure de l'alcoolisme. Tous les médecins qui ont eu des morphinomanes parmi leurs malades savent combien cette lacune est regrettable. Ils sont pourtant obligés de s'accommoder de la situation présente, et quand le traitement de leurs morphinomanes exige l'isolement, grand est leur embarras pour savoir où les diriger.

Je ne parle bien entendu que des morphinomanes lucides et conscients : pour ceux que des troubles intellectuels sérieux auraient privé momentanément de leur libre arbitre et assimilé à de véritables aliénés, le doute ne subsiste plus; le médecin ne peut éprouver aucun embarras en réclamant leur placement dans un asile spécial.

C'est un grand luxe que de conserver chez soi un morphinomane délirant, rendu impulsif par le fait de son imprégnation toxique et de l'ébranlement cérébral qui en est la conséquence.

Livré aux énergies spécifiques de son automatisme cérébral, auquel il est impuissant à résister, ses excentricités, ses extravagances, la diminution ou la perte de son libre arbitre, enfin, font de lui un malade dangereux. La famille qui souscrit à ce luxe doit constamment songer à ce que sa sollicitude privée ne porte préjudice à personne ; sinon je n'hésiterais pas à admettre, comme le faisait Legrand du Saulle pour les aliénés ou les épileptiques malfaisants, la responsabilité civile de la famille.

Un cas de conscience. — Mais quand l'intégrité des facultés mentales subsiste pleine et entière, la conscience du médecin s'émeut à juste titre de provoquer le placement du morphinomane dans un asile. Que faire ?

A certains asiles privés sont annexés des maisons dites de convalescence : les malades qui viennent y chercher des soins, en même temps qu'un repos absolu, sont des névropathes, des alcooliques, des paralytiques. Ces quartiers spéciaux semblent tout indiqués aux médecins qui désirent faire traiter leurs morphinomanes en les isolant. Ils fournissent aux habitués de la morphine des garanties qu'ils ne peuvent trouver nulle part ailleurs sans leur imposer la pénible obligation de l'inscription à la préfecture de police au titre d'aliénés.

Je sais qu'une fraction assez importante de l'opinion médicale en France considère comme légal le placement des morphinomanes, même lucides, dans un asile d'aliénés : nul n'a le droit de se suicider, disent les partisans de cette doctrine, et l'habitude de la morphine équivaut à un suicide prolongé. Voyez, disent-ils, l'opéré qui au début du chloroforme supplie qu'on renonce à l'opération. Ecouterez-vous ses doléances ? accueillerez-vous ses prières ? Quand le typhique réclame à grands cris sa sortie de l'hôpital, ne résistez-vous pas à ses supplications ?

Vous devez rester sourd aussi bien aux protestations des uns qu'aux réclamations des autres. De même que vous clouez sur son lit le blessé et que vous l'opérez de force, de même vous devez imposer à l'habitué de la morphine le traitement qui vous semble le plus utile à sa guérison : la séquestration.

Je ne partage pas cette manière d'envisager l'autorité du médecin. Avec le professeur Grasset (1), je considère à la fois comme une atteinte à la liberté individuelle et comme un abus d'autorité l'internement dans un asile d'aliénés d'un morphinomane non délirant.

Bien plus, le morphinomane lucide viendrait-il à réclamer, lui-même, sa propre séquestration dans ces conditions, je ne me croirais pas le droit de souscrire à son désir. Non seulement ma conscience me l'interdirait, mais je sens combien les reproches que pourrait m'adresser le malade une fois guéri seraient inévitables et fondés ; et je me garderais de m'y exposer.

C'est donc à l'intérieur d'un établissement ouvert que devra être traité le morphinomane conscient et lucide ; le médecin aura soin, sitôt son arrivée, de lui faire écrire et signer une attestation exprimant sa volonté formelle de ne pas sortir de l'établissement avant que sa cure soit complète et que le temps nécessaire à sa convalescence soit écoulé. Il promettra par ce même écrit de se soumettre entièrement et de son plein gré à tous les règlements de la maison.

Il est inutile de signaler quels stratagèmes le personnel de l'établissement aura à déjouer : menteur à l'excès,

1. *Semaine médicale*, 11 mars 1885.

usé et trompeur, le morphinomane se plaira à mettre
en défaut la perspicacité du médecin et de ses auxiliaires. Les boîtes à poudre de riz, les gâteaux secs et les
bonbons, les fruits même, les bobines de fil, les souliers, les doublures de vêtements, les lettres et tous les
menus objets qui entourent le morphinomane devront
être constamment tenus en état de suspicion. J'ai cité
plus haut l'observation d'un morphinomane soigné par
le Dr Christian, de Charenton, qui dissimulait de petites
provisions de morphine dans l'intérieur d'un pied de
chaise qu'il avait préalablement creusé.

Le personnel domestique sera soigneusement choisi
et étroitement surveillé. Le morphinomane privé de tout
argent ne craint pas de signer des billets d'une valeur
plus ou moins considérable en faveur de son valet de
chambre — gardien ; je me suis expliqué suffisamment à
ce sujet pour ne plus devoir répéter ici les motifs pour
lesquels ces valeurs seraient frappées de nullité, mais le
domestique peut se trouver séduit et gagné par l'appât
trompeur de l'or à venir ; il peut apporter à celui qu'il
doit aider à guérir, le funeste poison.

V. — *La convalescence.*

Le temps de la convalescence ne sera sous aucun
prétexte réduit ou diminué : c'est bien l'époque la plus
importante du traitement. Il convient, à ce moment,
de stimuler les forces du malade ; on le suralimentera
à l'aide de jus de viande, de peptone, d'aliments nour-
rissants sous un petit volume ; on soutiendra ses forces à
l'aide de toniques ; on poursuivra l'hydrothérapie, le
massage.

Quand le morphinomane guéri quittera la maison où il aura trouvé la guérison, il sera déjà fortifié contre lui-même et placé par le séjour qu'il y aura fait après la privation absolue de morphine, dans les plus excellentes conditions pour ne pas retomber dans ses habitudes. Ne croyez pas cependant que la convalescence, à proprement parler, se termine avec la sortie du malade.

Des précautions multiples sont exigibles à cette période du contact de l'ancien morphinomane avec la société. Mille causes d'excitation, d'énervement, de soucis, de contrariétés viendront l'assaillir. Il n'est pas jusqu'aux visages connus d'amis, de personnes avec lesquels il était en relation, de parents même — et quelquefois surtout — qui ne deviennent pour lui une cause d'agacement, l'origine d'un état habituel d'irritation qui peut devenir fatal.

Je conseille vivement, au sortir de l'établissement, un déplacement, un voyage même lointain, si le malade est dans une situation de fortune qui lui permette d'en faire les frais. Sinon, je prescris de changer de ville, de localité, de quartier, d'aller planter sa tente ailleurs sous un autre ciel, et de rompre ainsi entièrement avec les habitudes d'autrefois.

Malgré ces précautions, les rechutes restent possibles. Disons toutefois qu'elles sont le plus souvent, imputables à ce que le temps nécessaire à la convalescence ne s'est pas écoulé à l'intérieur de la maison de traitement. Le morphinomane livré trop tôt à lui-même, privé de la direction et de la surveillance étroites, indispensables à sa guérison, n'ayant pas encore suffisamment éliminé la morphine accumulée dans ses organes, succombe à la première tentation.

Voici, par exemple, une jeune femme qui soumise à un traitement régulier à l'intérieur d'une maison de santé, est guérie au prix de cruelles souffrances. Ses règles sont réapparues, ce qui est un signe certain de guérison, sa vision a récupéré son acuité, ses dents ébranlées sont raffermies. Mais le temps de la convalescence se trouve écourté pour des motifs trop longs à rappeler. Quinze jours après sa sortie, elle recommence ses piqûres.

VI. — *Les récidives.*

Quant aux récidives, elles sont, il faut bien le reconnaître, extrêmement fréquentes, même après que la guérison d'une première atteinte a été menée à bien, et si longtemps qu'elle se soit maintenue.

Elles sont imputables à plusieurs causes physiques ou morales, au premier rang desquelles il convient de placer, souvent, l'inquiétude et le souci du lendemain, qui constitue une incitation continuelle à la piqûre.

Elles sont liées aussi au caractère de l'individu, à son milieu social, à ses relations, à ses occupations, et le jeu des influences morales étant prépondérant chez ces pauvres malades, à sa bonne ou sa mauvaise fortune.

Les morphinomanes relapses sont légion : six fois sur dix, qui s'est piqué se piquera. Le morphinomane guéri se rappelle, non sans trouble, les inquiétantes douceurs de la solution enchanteresse : il se dit qu'après avoir récupéré une virginité nouvelle il les éprouvera de nouveau avec toute leur acuité primitive. La tentation est puissante, aiguë. S'il se trouve en contact avec un de ses anciens coreligionnaires il adorera de nouveau le dieu qu'il a brûlé. Grande est son erreur ; les sensations euphoriques du début, une fois éprouvées, ne se retrouvent plus. La *v.rginité morphinique ne se perd qu'une fois*. Puisse cet aveu que j'ai recueilli, avec complaisance, de la bouche de plusieurs morphinomanes récidivistes être entendu de ceux qui seraient poussés, après avoir été guéris une première fois, à rechercher de nouveau les caresses de la Circé en flacons. Puisse-t-il aussi arrêter sur la pente fatale ceux qui en échange d'une jouissance misérablement *éphémère*, seraient sur le point de s'infliger à eux-mêmes des années de supplice.

VII. — *Mon traitement de la morphinomanie.*

A ceux qui pourraient s'étonner de me voir reléguer au dernier plan l'exposé de la méthode particulière que je dirige contre l'habitude de la morphine, je dirai, sans détours, la vérité.

Il m'a semblé que dans une étude aussi générale sur les morphinomanes, il eût été outrecuidant et hors de propos d'ouvrir un paragraphe spécial en faveur d'une méthode qui m'est propre et dont les avantages pouvaient ne pas frapper l'esprit du lecteur, plus impressionné par ce titre présomptueux que convaincu de l'efficacité de ma méthode.

Je devais par obligation scientifique m'en tenir dans le texte de mon ouvrage, aux idées générales, envisager la morphinomanie dans son horizon le plus étendu, décrire les divers modes de traitement en usage, faire la part égale à tous, et me garder de paraître en imposer un plutôt qu'un autre.

Voilà l'unique mobile auquel j'ai obéi en réservant pour cette place ultime la description de l'ensemble des moyens dirigés par moi contre la tyrannique habitude.

Prétendre qu'une seule méthode peut être invariablement appliquée à tous les cas de morphinomanie, cela peut sembler, *a priori*, une aberration ou une témérité. Il n'y a pas de morphinomanie, répètent à l'envie tous les spécialistes et je ne puis qu'applaudir à leur opinion. Il n'y a que des morphinomanes. Je le crois certes bien, puisque c'est en raison de cette vérité surabondamment démontrée que j'ai pris pour titre de mon ouvrage : *les Morphinomanes* au lieu de lui donner cet autre plus abstrait : la *Morphinomanie*.

Pourtant, à tout prendre, tous les adeptes de l'enivrante drogue ne sont devenus ses esclaves que parce qu'elle développe en eux des énergies inconnues : énergies intellectuelles, sensitives, musculaires, même. Ses irrésistibles séductions ne sont pas — je crois l'avoir suffisamment démontré — le résultat de tendances problématiques, et l'élément moral joue un rôle secondaire dans le développement de l'habitude. Celle-ci appartient au domaine physique : elle représente la puissance latente, et la fée Morphine ne doit les inconcevables entraînements qu'elle provoque qu'au jaillissement d'énergie sous le choc de sa baguette de magicienne.

C'est sur ce terrain commun de l'appel de forces factices, réclamées impérieusement par l'organisme, qu'il convient de se placer pour envisager l'habitude de la morphine sous son aspect véritable. On constate, facilement, alors, que partant de ce point de départ, mes recherches, éclairées par cette vue spéciale de la réalité, devaient être dirigées par une idée fondamentale : trouver un substitutif puissant, anodin, sans danger, renfermant en sa substance, à l'état virtuel, le *stimulus* organique recherché par le morphinomane, et pouvant être facilement employé.

Dans ce but, les médecins appelés à soigner les morphinomanes prescrivirent comme succédanés de la morphine, l'alcool, sous toutes ses formes : bière, vin, grogs, rhum, cognac, champagne... etc. Les médecins allemands ne manquent jamais de les ordonner.

On a conseillé la cocaïne ; il est de notion courante désormais que les effets de cette drogue sont cent fois plus dangereux encore que ceux de la morphine.

On a conseillé encore la belladone, le haschich, la noix vomique, la spartéine, la caféine. Ces deux dernières substances sont à retenir, mais pas plus que les précédentes, elles ne sont capables à elles seules de se substituer à l'action stimulante de la morphine. Elles ne peuvent servir qu'au titre d'adjuvants et, limité à ce rôle effacé, leur emploi est fort utile.

Au contraire, tout près de la morphine dans la série des alcaloïdes organiques, se trouve une substance douée de propriétés analogues à celles de la morphine, mais s'en distinguant toutefois par un degré de toxicité beaucoup moindre, et par ce fait, qui constitue pour nous le *desideratum* tant recherché pour un substitutif, que l'accoutumance ne se produit pas, et que la cessation de l'habitude, peut se faire brusquement, sans que surviennent, comme avec la morphine, ces accidents incoercibles qui obligent le patient à revenir sur ses pas et même à augmenter les doses.

Cette substance voisine de la morphine c'est la *co-déïne*.

Les immortels travaux de Claude Bernard sur l'opium et ses principes constituants, nous ont appris que parmi ceux-là la codéine est, de tous, la moins toxique. Elle possède d'après Rabuteau, un pouvoir modérateur réflexe, considérable. Ses effets sur l'organisme *sont d'une innocuité absolue.* Les animaux soumis à de grosses doses de cet alcaloïde n'en sont nullement incommodés : leur sommeil n'est pas suivi de cet état de torpeur profonde, dont il est parfois difficile de les tirer, qui les envahit après l'administration de la morphine.

Sur l'homme, ses effets sédatifs sur l'élément douleur sont très accusés : elle calme avec rapidité l'état d'éréthisme généralisé qui constitue le plus pénible tourment des morphinomanes. Elle procure à l'économie ce sentiment de puissance, cette tonicité tant recherchée des adeptes de la morphine.

Enfin, je le répète, son innocuité est absolue : je n'ai jamais vu le moindre désordre gastro-intestinal succéder à l'absorption de la codéine, même employée à haute dose. Je l'ai administrée toujours à des morphinomanes anciens, et au moment où une importante diminution de la dose quotidienne de morphine avait amené des troubles variés du côté de tous les appareils de la vie : les fonctions reprenaient vite, sous l'influence de la codéine, leur cours habituel et normal. Le sommeil se régularise, l'appétit se développe : la langue se nettoie, l'émission de l'urine, devenue plus ou moins pénible, plus ou moins difficile, se fait régulière et indolore ; les douleurs tendineuses se suppriment, les réflexes si variés : bâillements, éternuements, cessent ; l'angoisse précordiale disparaît, la respiration devient libre, les crises d'étouffement (l'asthme des morphinomanes), ne reparaissent plus, les garde-robes mêmes, deviennent faciles et régulières.

Il n'est pas jusqu'au teint des malades, lui-même, qui se modifie, et reprend sa vitalité accoutumée.

Ne craignez-vous point, me disait-on au moment où j'inaugurais ma méthode, que vos malades deviennent des codéinomanes? Ne substituez-vous pas seulement une habitude à une autre ? J'avoue que cette légitime appréhension ne fut pas sans me causer quelque inquiétude sur le résultat définitif de mon traitement. J'ai dû me convaincre, bientôt, qu'elle n'était pas fondée, et, à ma grande satisfaction, j'ai pu constater que mes morphinomanes traités par la méthode de substitution que je décris ici ne contractaient pas la passion de la codéine et demeuraient guéris.

Il convient d'entrer à ce propos dans quelques explications qui permettront de mieux comprendre l'action spécifique des deux substances, morphine et codéine, sur le corps humain.

Une seule hypothèse vraiment satisfaisante pour l'esprit peut être invoquée comme raison dernière du *besoin de morphine*, qui constitue au fond à lui seul la morphinomanie. Cet appel sans cesse réitéré de nos cellules vers cette substance à laquelle elles se sont habituées, reconnaît une cause profonde, ultime, touchant aux mutations et transformations moléculaires intimees qui se passent mystérieusement au plus secret des minuscules laboratoires cellulaires.

Cette hypothèse la voici : la morphine absorbée ne s'élimine pas à l'état de morphine. Elle subit dans son passage à travers l'organisme, une série de modifications qui lui donnent des propriétés nouvelles, et font d'elle une série de corps nouveaux. Ce sont d'abord l'apomorphine, substance qui se développe au contact des acides organiques et dont les propriétés émétiques sont si puissantes que quelques milligrammes injectés sous la peau, sont, en cas d'empoisonnement, le moyen le plus sûr et le plus rapide de faire rejeter, par vomissement, les matières toxiques, contenues dans l'estomac :

L'oxymorphine, dérivé immédiat de la morphine, qui est un premier produit d'oxydation de l'alcaloïde.

La morphétine découverte par M. Marchand ; c'est cette substance de transformation nouvelle qui développe la coloration jaunâtre des solutions de morphine, exposées à la lumière.

Ces transformations multiples de la morphine pendant son passage et sa circulation au travers de l'organisme ont été constatées par le Dr Alph. Lamal qui en a fait l'objet d'une étude consciencieuse et savante (1).

Elles nous donnent la clef de l'appel incessant de l'organisme vers la substance primitive. Ces métamorphoses subies par elle dans le travail moléculaire de l'organisme représentent autant de toxiques violents et incessamment élaborés, qui appellent un contre-poison, un antidote.

Or, le seul antidote qui leur soit applicable, c'est la morphine elle-même, la morphine qui après avoir annihilé leurs effets nuisibles, servira dans un éternel recommencement, à en produire de nouveaux, par son contact avec les réactifs et ferments divers contenus dans les milieux liquides de l'organisme.

Le voilà nettement défini le cercle terriblement

1. *Bulletin de l'Académie de Belgique*, 1878.

vicieux dans lequel se meut le morphinomane et qui l'entoure d'une infranchissable barrière.

Eh bien, la codéine joue presque au même degré que la morphine le rôle de contre-poison vis-à-vis de ces dérivés secondaires. Elle annihile également leurs effets vénéneux; elle calme comme la morphine elle-même l'éréthisme généralisé qu'ils développent au sein de l'économie : elle est bien véritablement leur antidote, puisque les désordres multiples produits par eux sont vite réprimés par l'effet de son absorption et que les fonctions altérées par la morphine, reprennent, sous son influence, leur cours normal.

Sa supériorité sur la morphine est considérable : car l'habitude funeste ne suit pas son absorption. L'appel de l'organisme ne se produit pas avec la codéine.

Il est vraisemblable que ses produits de décomposition ne sont pas toxiques, ou le sont à un degré infiniment moindre que ceux de la morphine. De là le manque de besoin d'un contre-poison : de là, l'inutilité de la présence d'un antidote sans cesse renouvelé, puisque le poison ne se forme pas.

J'ai tenu à exposer un peu longuement cette théorie qui m'appartient et qui est la seule vraiment satisfaisante pour l'esprit, parce que seule elle fournit l'explication rationnelle de l'état de besoin, en même temps qu'elle permet de comprendre la genèse des symptômes d'abstinence qui ne commencent qu'au moment où se sont produites les dernières transformations de la morphine en substances toxiques dérivées d'elle. Elle permet aussi de rapporter à leur véritable cause ces effrayants désordres de tous les appareils qui constituent les crises du morphinomane au moment où on lui supprime, brusquement, son poison habituel. On sait combien ces crises ressemblent aux attaques d'urémie. Il convient de les rattacher désormais à la présence dans les milieux vivants de l'organisme, de ces poisons éminemment actifs : l'oxymorphine, l'apomorphine, la morphétine.

Grâce à elle, enfin, nous savons pourquoi les aliénés ne sont pas intoxiqués par des doses croissantes exagérées de morphine. Leur nutrition défaillante, le ralentissement des échanges si facilement constatable chez eux, ne permettent pas à la morphine de subir les métamorphoses qui la transforment en poisons vingt fois plus redoutables qu'elle l'est elle-même. D'où la facilité avec laquelle on supprime chez eux, l'habitude, du jour au lendemain.

*
* *

Maintenant que j'ai exposé, à grands traits, la théorie qui dirigera mon traitement, et que le lecteur sait à quel succédané j'ai recours pour arriver à séparer le morphinomane de son accaparante maîtresse, je dois entrer dans quelques détails précis et fixer les règles principales suivant lesquelles je soigne mes malades.

Je répète volontiers qu'il faut se garder d'idées absolues dans le traitement de la morphinomanie. Chaque malade doit être soigneusement examiné avant de lui imposer quelque méthode curative que ce soit. Le tact et l'expérience du médecin peuvent seuls décider de la ligne de conduite à suivre, quant à l'application des détails. Toutefois, il convient pour fixer l'esprit, de tracer une sorte de schéma du traitement, quitte à le modifier suivant les nécessités imposées par la constitution, le tempérament du sujet et son degré d'intoxication.

Il faut déclarer, hautement, que la guérison du morphinomane à domicile est absolument illusoire. *Je la considère comme impossible.*

Sa famille, son entourage, devront, par leurs sages conseils, en lui citant des exemples, peut-être par la constatation si aisée des troubles apparents dus à l'intoxication, lui démontrer péremptoirement la nécessité d'une séquestration volontaire.

Le malade devra en arriver, *par persuasion*, à la *solliciter lui-même*. Il faut qu'on l'amène par une sorte de suggestion, dans laquelle le médecin traitant aura la plus large part, à faire lui-même, accompagné ou non, les premières démarches auprès du directeur de la maison de santé qu'il aura choisie dans le but d'y suivre son traitement. De cette façon, sa volonté devient active et les chances de guérison sont décuplées.

Il sera d'autant plus aisé de le persuader de l'utilité de cet internement volontaire qu'on lui représentera que grâce au traitement nouveau, les souffrances résultant de la privation se trouvent considérablement atténuées, au point que bien dirigé par un médecin spécial, le traitement ne déterminera pas même une heure de douleur véritable.

Cette perspective effrayante étant écartée, le morphinomane se soumettra sans répugnance au régime de la maison spéciale qui sera fort doux, familial, très confortable, et rendu aussi distrayant que le permettent les circonstances.

En arrivant à la maison de santé, le morphinomane est fouillé scrupuleusement, et il signe entre les mains du directeur un engagement par lequel il s'oblige d'honneur à ne pas franchir la porte de l'établissement avant que la durée du traitement soit accomplie.

Je demande deux mois à mes malades pour que leur guérison soit complète.

Un tableau du traitement, à suivre jour par jour, est dressé deux jours après l'entrée du morphinomane à l'établissement. Il indique les diminutions à opérer, les adjuvants à administrer, les pratiques d'hydrothérapie et d'électricité à mettre en œuvre, le moment où l'on doit commencer à user du substitutif précieux mentionné plus haut, le jour où doit prendre fin le traitement.

Ce tableau est établi suivant des faits d'observation multiples, antérieurs, permettant de le composer avec la certitude qu'il pourra être suivi rigoureusement, jusqu'au bout, sans souffrance, par l'habitué de la morphine.

Il est tenu secret pour le morphinomane qui ne doit jamais savoir de ce traitement qu'une seule partie : les heures où on lui pratiquera des injections.

Celles-ci seront faites à des heures régulières au nombre de trois par jour dans les six premiers jours, de deux les jours suivants, avec cette condition, toutefois, qu'on diminuera peu à peu l'intervalle qui les sépare, de façon à les faire se confondre en un temps donné, en une seule piqûre, celle du soir.

Les injections sont pratiquées par moi : à aucun prix il ne faut les permettre au morphinomane. Il est de rigueur que le médecin seul en ait la direction et la pratique absolues.

Je n'ai jamais eu un seul abcès produit par une piqûre, sur plusieurs milliers que j'ai pratiquées. Mes solutions sont rendues antiseptiques par l'adjonction d'une substance absolument inoffensive ; la seringue et les aiguilles dont je me sers sont aseptisées et aucun accident n'est possible de ce côté.

Sitôt le malade admis à l'établissement, je le soumets à un traitement reconstituant, par le fer sous la forme le plus directement assimilable et les phosphates, que je varie, suivant les idiosyncrasies particulières. Grâce à l'usage de préparations de choix, les estomacs les plus délicats supportent admirablement cette double médication tonique et fortifiante.

J'y joins du café, un peu de vin vieux, du Bordeaux principalement pris pur aux repas, de la bière si le malade en a le goût.

Le régime de la maison comporte trois repas par jour : le premier léger, liquide, auquel j'incorpore volontiers une dose légère de poudre de viande diastasée le déjeûner substantiel et varié, le dîner qui est le plus solide.

En outre, du lait est administré dans le courant de la journée, mélangé de 100 grammes d'eau de chaux seconde par litre, un jour, de 100 grammes d'eau de Vichy le lendemain.

Deux tasses de café noir très chaud sont servies au malade dans le courant de la journée : s'il en est besoin j'y ajoute une ou deux tasses de thé aromatisé au rhum.

Par adjuvants au traitement j'entends les divers moyens thérapeutiques mis en pratique dans le but de prêter leur mutuel appui à la guérison du morphinomane.

Le *repos* au lit ou sur la chaise-longue est indispensable au morphinomane. Je le lui prescris presque absolu, c'est-à-dire que dans le courant de la journée il a droit à une demi-heure de station verticale le matin, une demi-heure dans l'après-midi. A chaque fois on refera le lit s'il est nécessaire afin que le malade trouve une couche fraîche le disposant au repos.

L'hydrothérapie est indispensable au morphinomane : je l'administre sous forme de douche tiède suivie d'un massage général, ou pratiqué sur certains points d'élection. Le massage extrêmement utile chez nos malades, fait passer dans le courant général dela circulation les réserves d'oxymorphine que les autopsies ont démontré s'accumuler dans les réseaux superficiels de la peau et dans le système ganglionnaire lymphatique. Je le conseille très vigoureusement.

Je prescris des bains fréquents et peu prolongés à la température de 30 degrés. Si le malade est robuste et bien constitué, un bain de vapeur térébenthiné, par semaine, trouvera son application utile.

La franklinisation sera mise en œuvre avec avantage dans certains cas d'aneurose généralisée accompagnant l'habitude toxique.

Les seuls médicaments que j'emploie sont : l'iodure de potassium administré à doses fractionnées et la picrotoxine. Cette dernière substance est extraite de la coque du levant, fruit de l'*Anamirta cocculus*. Je l'administre à dose variant de trois à huit milligrammes par jour, et ordinairement sous forme de dragées. C'est aux dragées Gélineau que je donne la préférence.

Enfin, sitôt que se manifestent les désordres généraux, et les douleurs produites par l'abstinence, je me hâte d'y couper court en injectant à mes malades dans des conditions déterminées par moi, la codéine, substitutif de choix de la morphine.

L'alcaloïde lui-même ne pouvant être employé en

raison de son faible degré de solubilité dans l'eau, j'ai dû avoir recours à l'un de ses sels. J'ai donné d'abord le chlorhydrate de codéine sel étudié par Cl. Bernard, qui me paraissait réunir les conditions de solubilité et d'innocuité suffisantes.

Après divers tâtonnements, j'ai dû donner la préférence sur ce sel, au phosphate de codéine dont le degré de solubilité est le même que celui du chlorhydrate de morphine, c'est-à-dire le vingtième, et qui m'a paru, en raison de quelques molécules d'acide phosphorique qu'il renferme, remplir certaines conditions désirables vis-à-vis du système nerveux de nos morphinomanes.

J'attends pour l'administrer que mon malade ait commencé à ressentir les premiers malaises déterminés par la privation de son poison habituel. Chez certaines natures fortement constituées, je laisse durer deux ou trois jours ces symptômes douloureux, je laisse survenir au milieu des mille souffrances de la privation, cet état d'anxiété précordiale qui est bien le cri le plus puissant de l'organisme assoiffé de morphine.

Ainsi, je dépose pour l'avenir dans l'esprit de mes morphinomanes le souvenir de la torture commençante comme un perpétuel avertissement destiné à empêcher les rechutes.

A ce moment j'interviens avec mon arme toute puissante, et là où régnaient les tristesses et peut-être déjà le désespoir je rétablis à l'aide de quelques gouttes de ma solution de *phosphate de codéine* le bien-être et le désir de vivre.

J'ai déjà dit plus haut que l'accoutumance à la codéine ne se fait pas. En effet, à partir de ce moment, l'ancien morphinomane cesse d'attendre sa piqûre. Il se sent renaître, se découvre des forces inconnues ; il me dit que c'est une résurrection, surtout parce qu'il a la conscience d'être délivré du poids qui l'oppressait, parce qu'il n'est plus tenaillé par cet état de besoin, atroce obsesion de tout son être, jamais satisfaite, qui comme un feu jamais éteint, le dévorait sans répit.

Il sent son appétit renaître, ses idées reprendre leur acuité, sa sensibilité naguère si troublée, retrouve son assiette, toutes ses fonctions se régularisent et l'équilibre se rétablit dans son organisme désemparé.

Le médecin devient alors, pour lui, plus qu'un bienfaiteur ; il est véritablement son rédempteur, son sauveur inespéré, et ses joyeuses démonstrations de reconnaissance ne tarissent pas.

Je ne puis déterminer ici ni le moment auquel il convient de pratiquer les injections de phosphate de codéine, ni les doses utiles. Chaque morphinomane doit être traité selon ses besoins et le médecin spécialiste seul est apte à les connaître et à les juger.

Ce qui est certain c'est que les injections de phosphate de codéïne peuvent être supprimées d'un jour à l'autre, sans dommage pour le morphinomane, à quelque dose qu'il se trouve avoir atteint.

Il est préférable, toutefois, de diminuer progressivement, la ration journalière, jusqu'à ce qu'on administre de l'eau bidistillée, seulement, légèrement teintée, avec quelques gouttes de laudanum de Rousseau.

Quinze jours suffisent à cette diminution progressive, en sorte que si les diminutions de morphine ont demandé trois semaines, suivant mon habitude, quelque dose que s'injectât le malade à son entrée dans la maison, le traitement total sera de cinq semaines. Il en reste trois pour compléter les deux mois : ces trois dernières semaines seront considérées comme le premier pas vers la convalescence dont la surveillance constitue encore une question délicate. Un régime physique et moral est absolument nécessaire si on veut éviter les rechûtes. Le médecin spécialiste le prescrit minutieusement au moment où le convalescent quitte la maison de santé.

Au premier rang se place le calme moral : il est de toute nécessité que l'ex-morphinomane sortant d'une atmosphère de tranquillité, d'où les soucis, les chagrins, les discussions pénibles sont soigneusement écartés, retrouve cette paix, dans son nouveau milieu, au moins pendant les premières semaines. Il convient qu'il soit entouré de la plus grande sollicitude, en même temps que d'une surveillance rigoureuse, mais qu'il ne puisse même pas soupçonner.

A cette condition et en s'astreignant à suivre un régime de vie tracé par le médecin spécialiste, le morphinomane à jamais délivré de l'horrible esclavage dans lequel il gémissait, retrouvera avec ses habitudes d'existence normale le bienfait de la santé.

On ne peut plus prétendre aujourd'hui, en hochant de la tête comme le font certains sceptiques décourageants, que le morphinomane est un malade désespérément incurable.

CONCLUSIONS

S'il me fallait résumer brièvement les nombreuses propositions contenues dans cet ouvrage je les réunirais en quelques aphorismes aussi brefs que possible :

I. — On devient morphinomane par deux voies différentes : l'accoutumance thérapeutique et la recherche d'une volupté malsaine.

II. — Sont particulièrement prédestinés à devenir morphinomanes, les intellectuels, les désœuvrés, les hystériques, les hypochondriaques, les neurasthéniques, les héréditaires.

III. — Il y a deux espèces de morphinomanes : les morphinomanes par euphorie et les morphinomanes par nécessité vitale, avec cette réserve que ceux de la première catégorie passent toujours et rapidement dans la seconde.

IV. — La morphine en regard de plaisirs éphémères, d'une surexcitation transitoire du cerveau, accable l'infortuné qui s'est livré à ses charmes de maux physiques épouvantables.

V. — La morphine altère l'intelligence, détraque le système nerveux, et peut conduire à la folie et à la démence.

VI. — L'habitude du poison dynamogène pervertit le sens moral, abolit l'énergie volontaire et peut conduire au crime.

VII. — La morphinomanie est curable.

VIII. — Son traitement, quelquefois pénible, ne garantit pas des récidives.

TABLE DES MATIÈRES

PRINCIPAUX TRAVAUX DE M. LE Dr GUIMBAIL

La Folie à la Ménopause. Paris, 1884.

De l'aptitude aux Jeux de société (*Revue d'hypnologie,* janvier 1890).

De la Fascination dans la Littérature (*Revue d'hypnologie,* février 1890).

Étude médico-légale sur Gabrielle Bompard (*Annales de psychiatrie,* janvier 1891).

Étude médico-légale à propos de l'affaire Wladimiroff (*Annales de psychiatrie,* février 1891).

La Dermographie; Son rôle dans l'Histoire. Le mécanisme de sa production (*Annales de psychiatrie,* juin-août 1891).

La Dyspepsie des Lypémaniaques (*sous presse*).